人生100年時代の
正しいデンタルケア
88のリスト

歯のメンテナンス大全

サウラデンタル
クリニック院長
堀滋

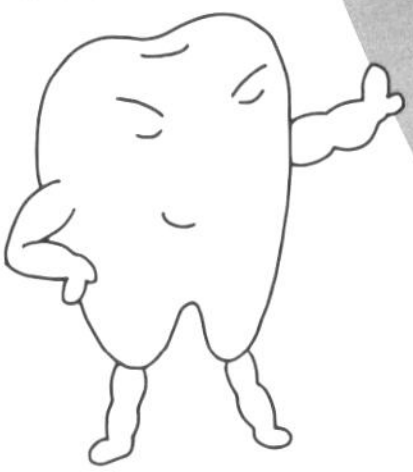

飛鳥新社

はじめに

昔のことになりますが、「芸能人は歯が命」という、歯磨き粉CMのキャッチフレーズが話題になりました。歯の白さや歯並びの美しさは、見た目の印象に大きく影響します。芸能人でなくても「歯が命」ですね。

そして、歯が命なのは、見た目だけが理由ではありません。

将来、寝たきりにならず、元気ですごすためには、口腔ケアがカギとなることが、最新の研究報告で明らかになってきています。そして、歯科治療の最新トレンドは「健康のために歯を大切にする。適切な予防のためのケアを受ける」方向に、舵を切りつつあります。

適切な歯の治療はもちろん大切ですが、むし歯や歯周病にならないための「予防」も重要である、ということが明らかになったのです。

2020年に新型コロナウイルス感染症（COVID-19）という、新たな感染症が猛威を振るい、口腔環境が注目されました。実は、これまでの研究報告で、口腔環境が悪いとインフルエンザなどの感染症リスクが高まり、適切な口腔ケアを行なうことでインフルエンザの感染リスクが減少することがわかっています（Shu Abe et.al;Science Direct Archives Gerontology and Geriatrics 43（2006）157-164）。

口の中には数百種に及ぶ常在菌がすんでいるのですが、むし歯菌や歯周病菌など病原性の高い悪玉菌は、インフルエンザなどの病原性ウイルスの増殖を助ける物質をつくりだすのです。

コロナウイルス感染症をはじめ、病原体の脅威から身を守るには、口の中の悪玉菌を減らし、口内環境を良好に保つこと、つまりむし歯や歯周病の予防がとても重要なのです。

ところが、日本の歯科治療では「予防」が置き去りにされています。

歯が痛くて歯科医院に行きました。むし歯があったのでそれを削り、詰め物をして治療が完了しました。このあと、あなたはどうしますか？

治療が済んでひと安心しているかもしれませんが、これはできたむし歯を削っただけです。ここで終えてしまうと、むし歯の原因は何も解決していません。

なぜむし歯ができたのか、むし歯にならないためにどうすればいいのかという根本的な問題が解決していないので、治療したとしてもいつか遠くない将来に再発するでしょう。

残念なことに、現行の日本の保険制度で決められている歯の治療は、これが一般的です。むし歯の再発を繰り返し、そのたびに歯を削る治療を繰り返すことで歯がダメージを受け、やがて抜歯に至るケースがよくみられます。

みなさんが当たり前だと思っている、そして日本の多くの歯科医院で行なわれている、この「モグラ叩き」のような「削っては詰める治療の繰り返し」は、根本的な治療にはなっていません。医療先進国である日本が、歯や口腔環境だけはほかの先進国レベルになれない理由がここにあります。

むし歯の治療をするだけでなく、自宅でのセルフケアと、歯科医院に定期的に通いメンテナンスを受けること、この3つのどれが欠けても、健康な歯を保つことができません。

そして、自宅でのセルフケアは歯磨きだけでなく、食生活、噛み合わせ、呼吸、ストレス対策など生活習慣も関わります。

本書では、口の中の細菌がどうやってむし歯や歯周病をもたらすのか、どうして口腔環境が全身に影響をもたらすのか、予防のために何をすればいいのかを、イラストを多用してわかりやすくまとめました。

歯のケアは「現在歯の問題を抱えている方」だけではなく、歯が痛くなくても、むし歯がなくても、すべての方に必要で重要なことを、もっとたくさんの方に知っていただきたいと願ってやみません。本書がひとりでも多くの方の歯の健康に役立つことを祈念しています。

サウラデンタルクリニック院長　堀　滋

歯のメンテナンス大全

もくじ

【治療編】

【自宅ケア編】

【生活習慣編】

PART2 健康長寿は口腔から 知っておきたい歯と口の最新情報……105

PART3 ―― むし歯&歯周病予防の基本となるホームケア……135

プロローグ

あなたの歯、このままだとなくなってしまいます！

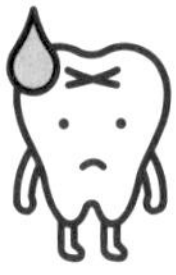

超高齢化社会に備えて歯も１００年保たせよう

１９６０年当時の日本人の平均寿命は男性65・３歳、女性70・19歳でした。この頃の寿命を考えると、60歳で歯を失ったとしても、それほど深刻な問題ではなかったのかもしれません。

しかし、日本人の寿命はどんどん延び、２０１９年には男性81・41歳、女性87・45歳です。１００歳を超える百寿者は7万人を超え、すごい勢いで急増しています。

いまの日本は「人生１００年」の超高齢化社会に突入しているといっても過言ではありません。

歯は健康長寿と深く関係しています。また、おいしく食べる、滑舌よくしゃべる、見た目を若々しく保つなど、歯の状態が「QOL（クオリティ・オブ・ライフ／人生の質）」を左右します。もちろん、認知症をはじめとするさまざまな疾病にも大きく関わっています。

100年、歯を保たせるということは、人生60年時代から40年、歯の寿命を長引かせる必要があります。ということは、治療やケアも時代に即した、歯を長く保たせる最新のノウハウが必要となります。それなのに、実のところ、諸外国に比べて日本の歯科治療はとても遅れています。

世界でも遅れている日本の歯科医療

歯は「治療」ではなく「予防」が大切であり、世界の歯科診療では「予防」を重視したさまざまな先端医療が導入されています。ところが、いまの日本の保険制度では、予防のためのケアは保険適用外となってしまいます。

保険制度に従うと本当に大事なことがなおざりにされてしまうという、本末転倒な状況に陥っているのです。もちろん、日本にも先端医療を学び、導入している歯科医もいますが、その割合はまだ少ないのが現実です。

世界の潮流に反して予防を蔑《ないがし》ろにした結果、日本の高齢者の歯はひどい状況になってしまいました。少し前までは、半数近くの人が60代で半分以上の歯を失っていたのです。

諸外国に比べて高齢者の歯の残存数が少ない事実が明らかになり、厚生労働省は１９８９年（平成元年）から「８０２０運動（80歳で20本の歯を残す）」を実施しています。

８０２０運動の開始から30年以上経ち、少しずつその成果も見え始めていますが、それでも他の歯科先進国、たとえば日本と同じように高齢化が進み、歯科医療の改革に取り組んできたスウェーデンに比べるとまだまだです。

厚生労働省が２０１８年に発表したデータによると、80歳代で残っている歯の本数は、スウェーデンが21・１本、日本では13・０本。なんと日本人はスウェーデン人に比べて８本も多く歯を失っていることになります。

歯を保たせる最新治療は予防を重視している

かつては、スウェーデンでも今の日本と同じように、できたむし歯を「治療」する方針でした。

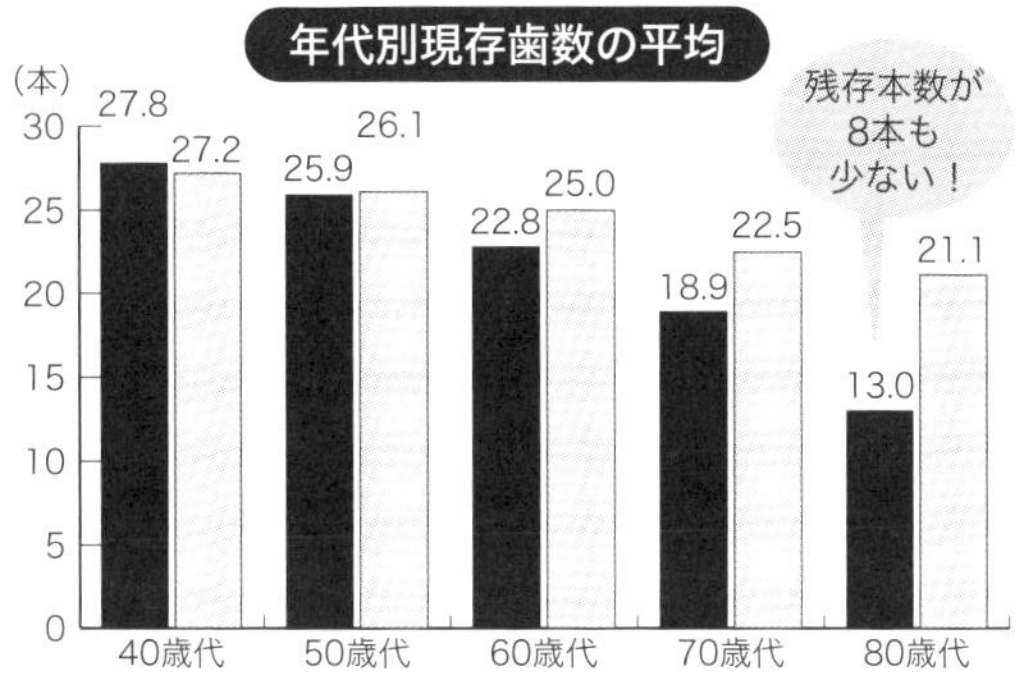

□日本　■スウェーデン
厚生労働省　平成29年度歯科医疾患実感調査より
Swerdish dental Journai vo.39 2015より

しかし、歯周病学の世界的権威として知られるヤン・リンデ氏（スウェーデン・イェテボリ大学名誉教授）が中心となって、1970年代から「予防」重視の治療へと舵を切り、国民の歯の状況が改善され始めたのです。

あまりにも明確な結果だったため、この取り組みは「歯科医療の改革」と呼ばれ、スウェーデンの歯科治療は世界のお手本となりました。その特徴を要約すると次のようになります。

①むし歯や歯周病の原因に着目した「予防」を中心とした歯科医療が出産前からシステム化されている

②再治療につながる金属材料を使用しない（セラミックや樹脂など新しい素材を用いた治療を積極的に導入している）

③最新の研究結果や最新の材料が速やかに臨床に反映される医療システムになっている

④予防の要となる歯科衛生士の立場が高い

これらは、いまや欧米諸国ではスタンダードな歯科治療ですが、日本ではそのほとんどが「保険適用外」となり、保険診療のみを行なっている歯科医院では、こうした治療は受けられません。

自分の歯を保たせるためには、いまの歯科治療の最新情報を知りましょう。

自宅でのケアはもちろん、最新治療を行なっている歯科医を選ぶことも大切です。歯が痛くなったら、とりあえず近所の歯科医に行って削ってもらう……、という姿勢はあらためるべき時代になりました。正しい知識のもと、人生100年時代に歯の健康を保つためには、次の3点が重要になります。

①治療も大事だが、むし歯の原因を取り除くことがもっとも重要（自宅でのオーラルケア・食生活の改善など）
②保険適用外でも歯を長く保たせる最新治療を受ける
③定期的に歯科で歯科衛生士によるメンテナンスを受ける（むし歯や歯周病予防）

本書では、これらを実現させるために具体的にどうすればいいのかをわかりやすく紹介していきます。まずはPART1で、これまで当たり前とされていた、歯に関するさまざまな「常識」を検証していきましょう。

成人の歯の配列

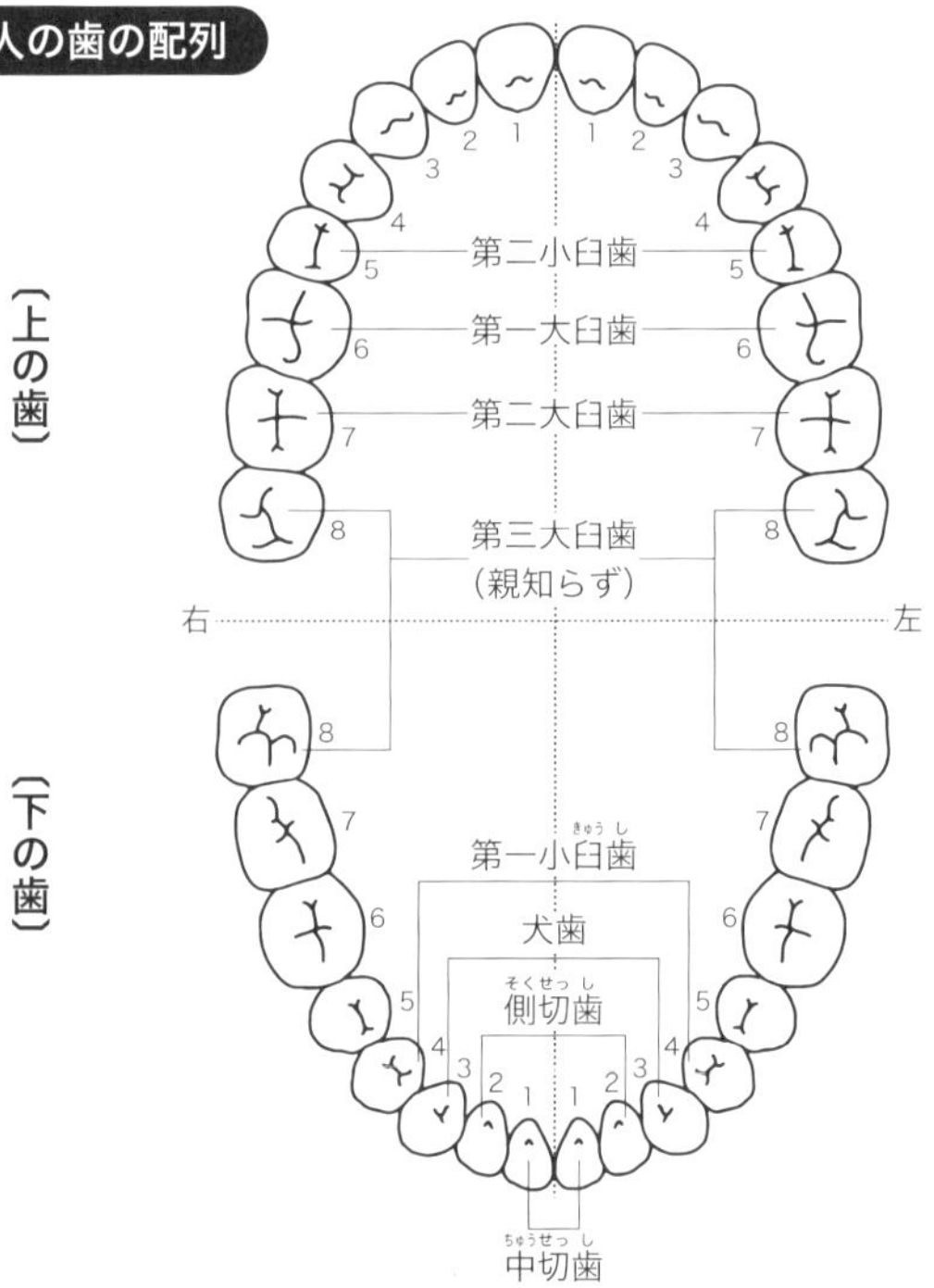

歯の構造

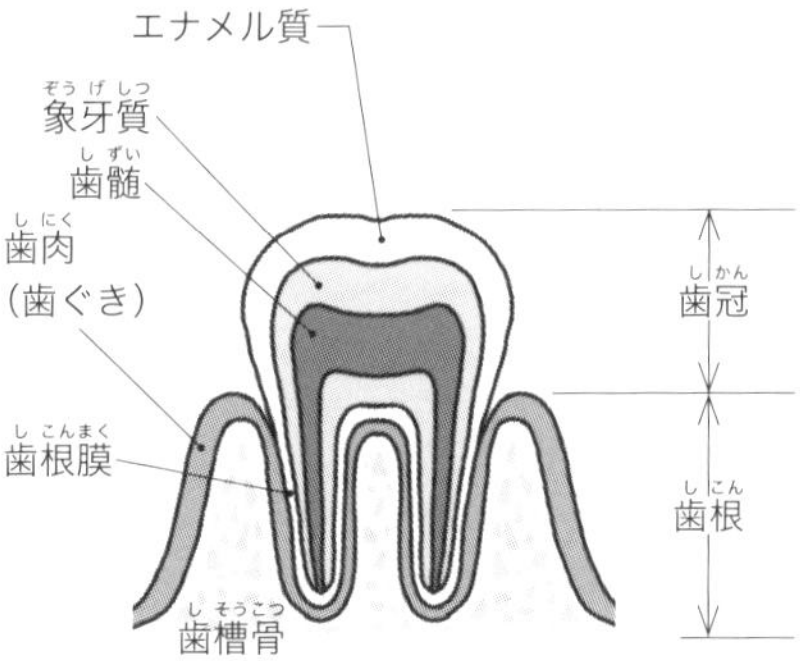

PART 1

残念な歯の常識「それ、間違ってます！」

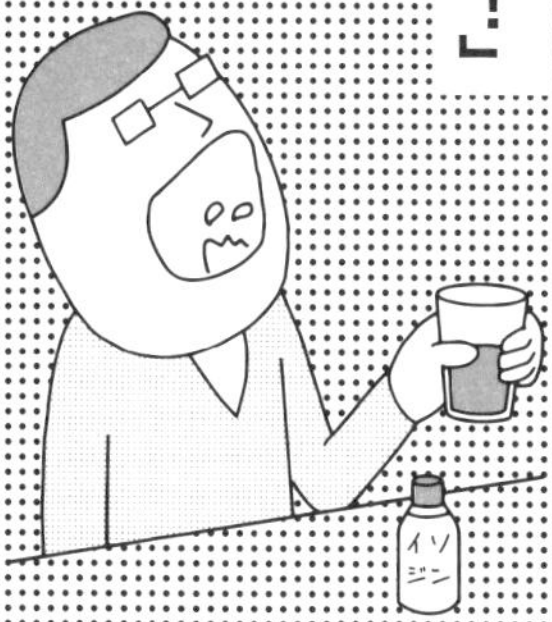

きちんと歯磨きをしていればむし歯にはならない？

NO

自宅での歯磨き
だけでは
歯は守れません！

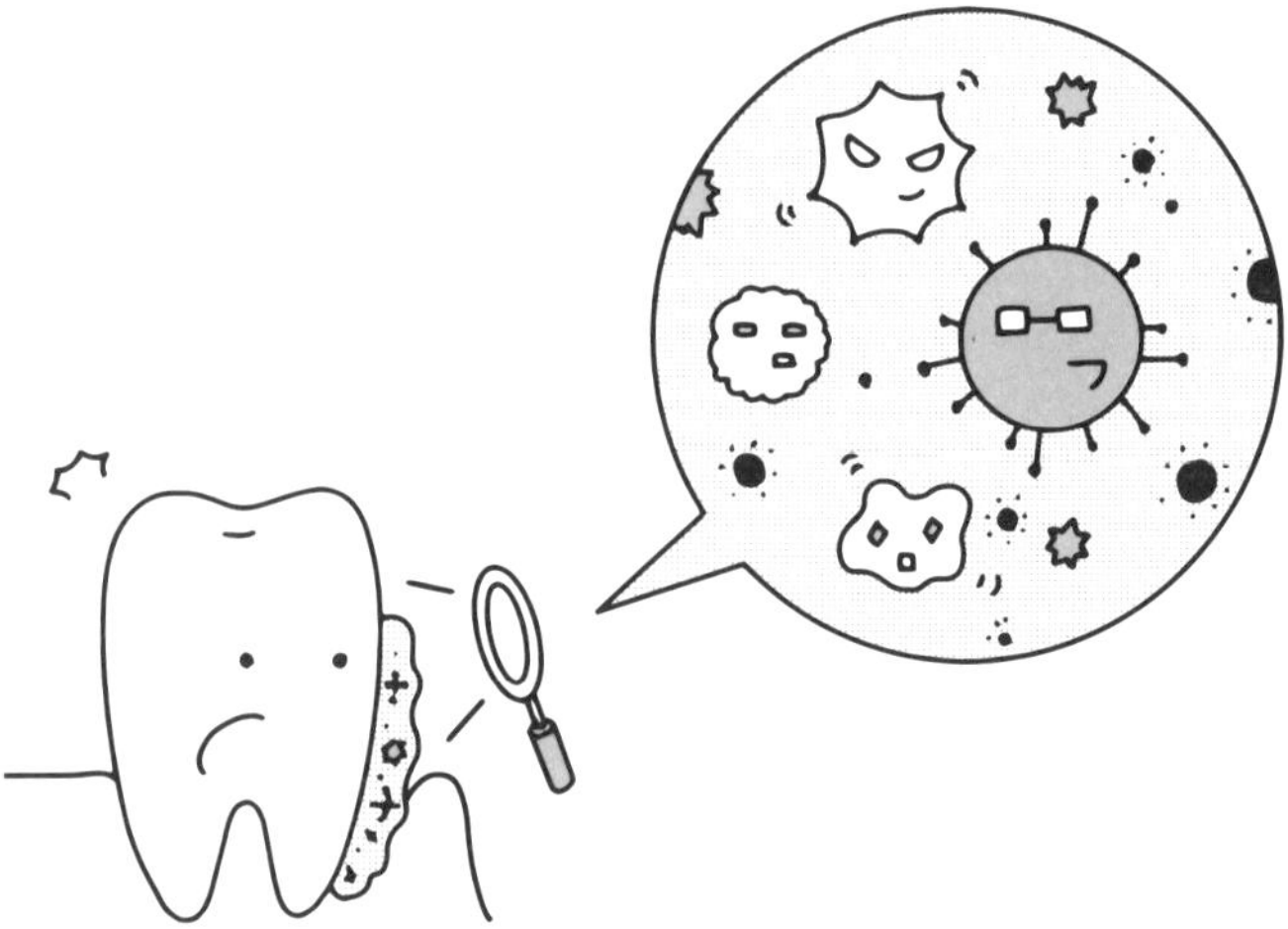

歯磨きは自宅でできるむし歯予防としてとても大切ですが、それだけではむし歯や歯周病を予防することはできません。

むし歯や歯周病の原因は口の中の細菌です。舌で歯をなぞると、ヌルヌルした物質がついていることがありますが、このヌルヌルはむし歯菌がつくる**不溶性グルカン**（のり状になっていて歯にくっつき、はがれにくい物質）で、その中に細菌がギュッと集まっています。

以前はこの細菌のかたまりをプラークと呼んでいましたが、プラークは不溶性グルカンと一体になっていることがわかり、現在ではまとめて**バイオフィルム**と呼んでいます。

歯磨きは食べ残しやバイオフィルムの除去が目的ですが、自宅のケアだけでは、歯間ブラシやデンタルフロスを使ったとしても歯のすき間や歯と歯ぐきの間まで取りきるのは難しいので、定期的に歯科でメンテナンスすることをおすすめします。

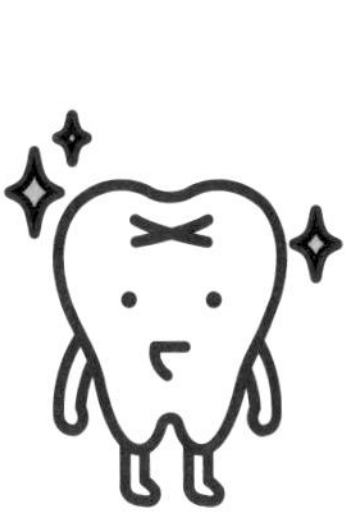

むし歯や歯周病を予防するためには、歯科でのバイオフィルムの除去が必須です。個人差がありますが、一般的には3～6か月に1回のメンテナンスが必要といわれています。

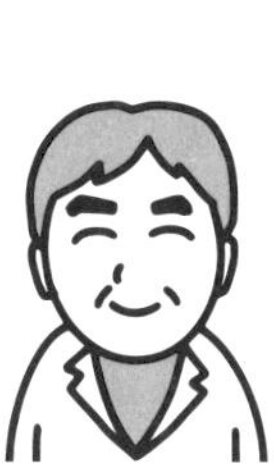

Keyword Link
不溶性グルカン→P125
バイオフィルム→P123～129

むし歯や歯周病は遺伝とは関係ない？

NO

遺伝的素因も
ゼロではありません

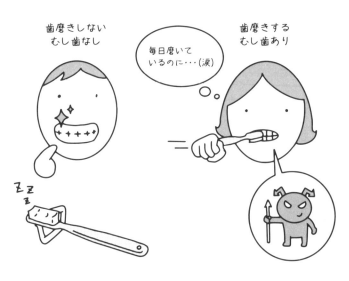

1日1回の歯磨きでもむし歯にならない人がいれば、毎食後に歯磨きをしてもむし歯ができてしまう人もいます。

むし歯や歯周病は、口の中の細菌の状態や食生活、糖尿病などの持病や喫煙習慣の有無、年齢、免疫機能、ストレスなどの生活環境のほかに遺伝的素因なども関係していて、原因はひとつだけではありません。

また、遺伝的素因にもいくつかあり、歯周病の炎症反応が強く起きやすい遺伝子があったり、むし歯から歯を守るタンパク（後述）にも遺伝が関係していたりします。

むし歯のなりやすさは、歯の表面にむし歯の原因菌が付着しやすいかどうかによっても変わります。それに関係しているのが、だ液に含まれる**ペリクル**というタンパクです。ペリクルの成分は遺伝によって親から子へと伝わり、母親がむし歯になりやすいと、子どももむし歯になりやすい可能性があります。

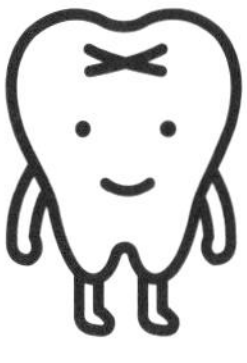

遺伝的素因のほかに、出生時の栄養状態などによって、酸に弱いエナメル質が形成されてしまう（むし歯になりやすい）ケースがあることもわかっています。

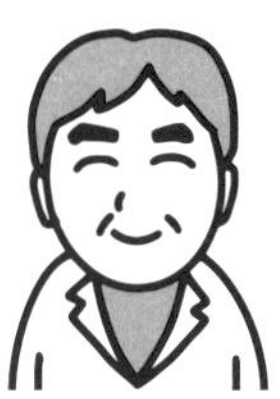

Keyword Link ペリクル→P131

03

キスをすると、むし歯菌がうつってしまう？

YES

とくに超悪者の
ジンジバリス菌は
キスでうつる！

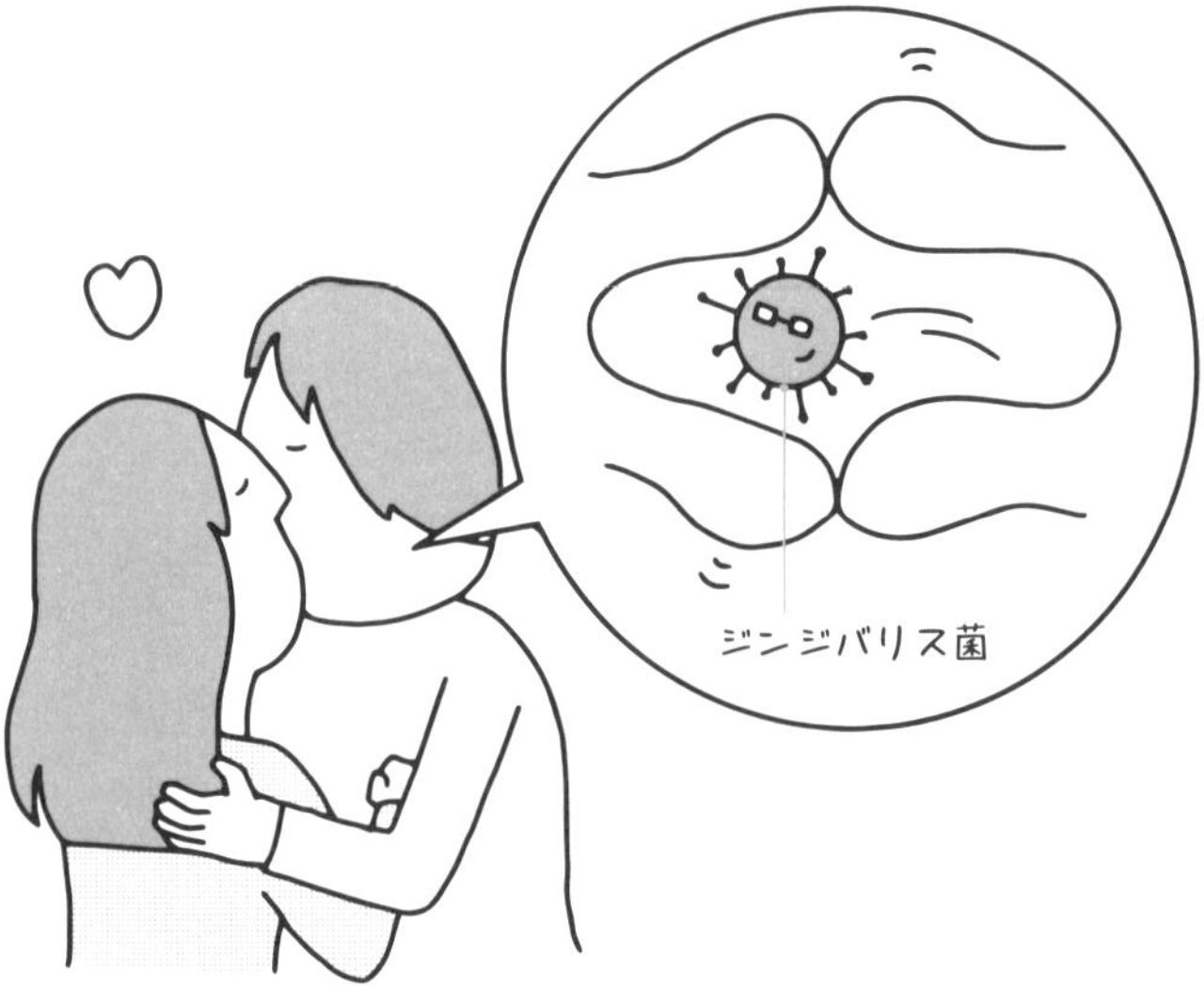

正確にいえば、**ジンジバリス菌**はむし歯菌ではなく、歯周病を引き起こす病原菌です。ジンジバリス菌が出す毒素は強烈で、歯肉を分解したり、白血球が病原菌を攻撃する力を弱めたり、歯を支える骨を溶かしたりして歯周病を悪化させ、ひどい場合には歯を失うことになります。

また、イオウを含むイヤな臭いのガスを出すため、口臭の原因にもなっています。

最近の研究では、ジンジバリス菌は血液中に侵入しやすく、脳や心臓などに移動するため認知症や心筋《しんきん》梗塞《こうそく》との関連が指摘されていて、むし歯だけでなく全身の健康に悪影響をもたらす危険な病原菌として注目されています。

この危険なジンジバリス菌は、残念ながらキスでうつります。ジンジバリス菌が口の中に入ったからといってすぐに歯周病になるわけではありませんが、覚えておきましょう。

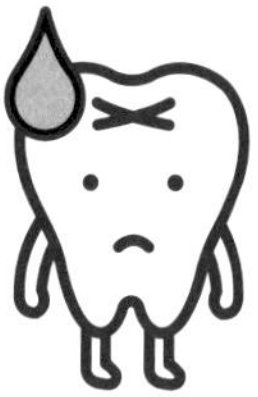

ジンジバリス菌は子どもの口の中にはいませんが、18歳くらいから見つかり始め、成人だと約3割の口の中にいるといわれています。歯磨きをしたときに出血する人、口臭がひどい人はジンジバリス菌が多いサインと考えましょう。

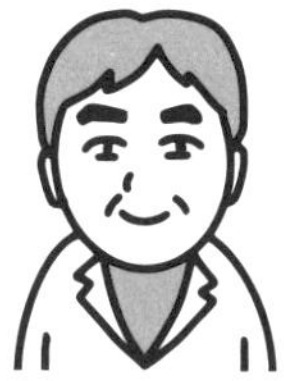

Keyword Link ジンジバリス菌→P116～121

離乳食は食べやすいように大人が噛んであげるべき？

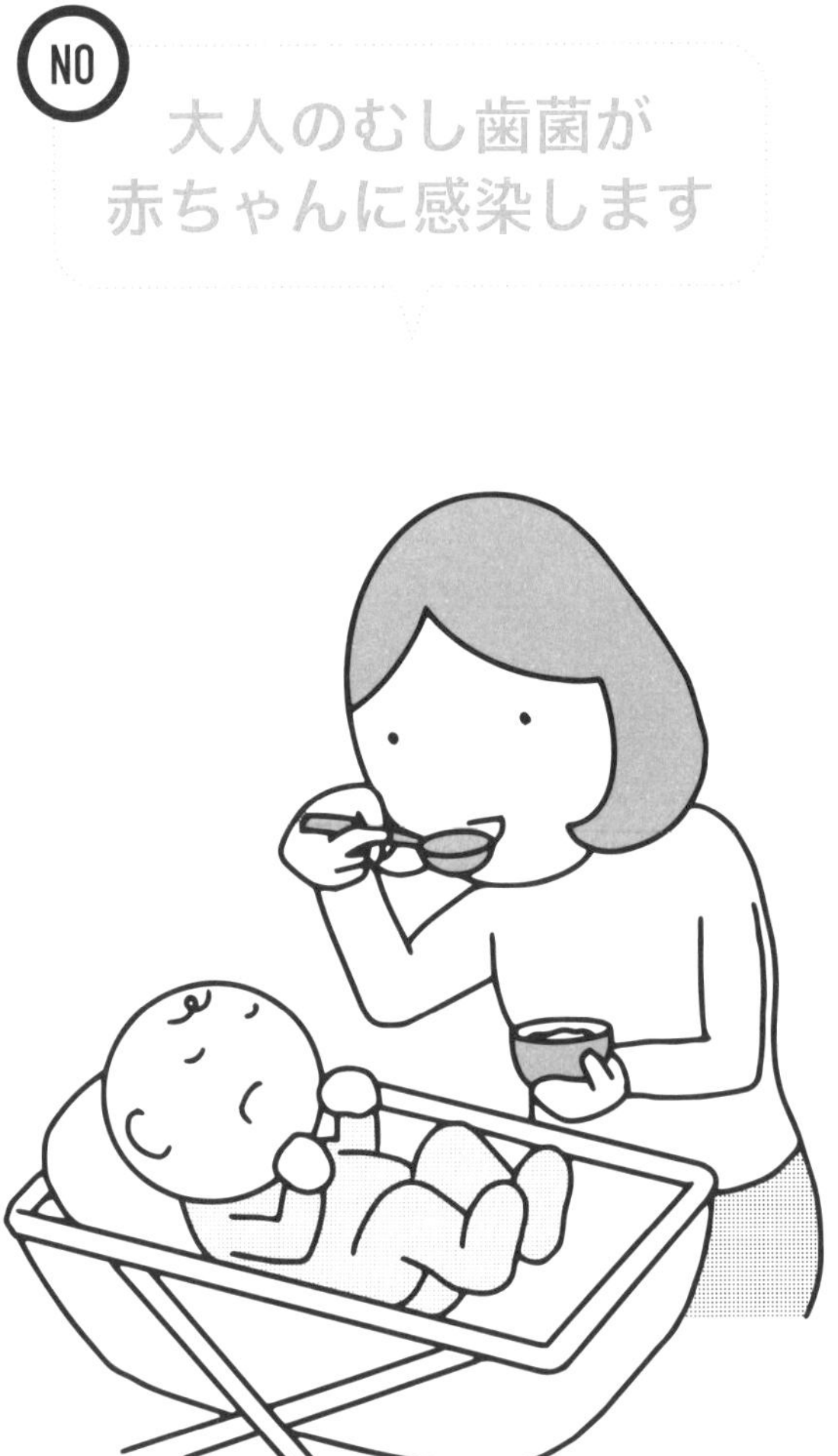
NO
大人のむし歯菌が
赤ちゃんに感染します

生まれたばかりの赤ちゃんの口の中には、**むし歯菌**や**歯周病菌**はいないのですが、成長に伴い食べ物を口移ししたり、キスしたりすることで大人のむし歯菌や歯周病菌が赤ちゃんに感染していきます。歯科では親から子への感染を**垂直感染**と呼んでいます。垂直感染は1歳半から2歳半くらいの間に起こりやすく、この時期の感染を予防できれば、その後のむし歯の発症リスクがかなり違うことがわかっています。

垂直感染は同じ食器を使うだけでも起こるので、むし歯が多かったり歯周病があったりする場合は、赤ちゃんとの食器の共用を避け、また、マウストゥマウスのキスも避けましょう。それで将来のむし歯リスクをかなり低くすることができます。

なお、両親や祖父母などお子さんの面倒を見る人の口の中が健康な状態であれば、健全な細菌が引き継がれるので、あまり神経質にならなくて大丈夫です。

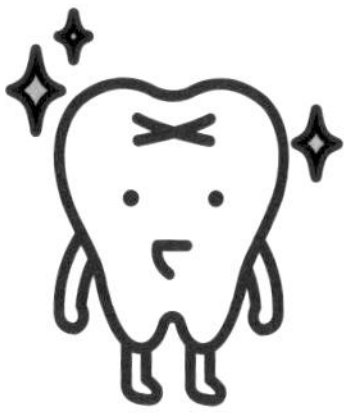

適切な歯のケアができていれば、スキンシップやだ液の交換は悪いことではありません。出産後に母親がお腹の上に抱っこすることで皮膚の細菌が伝わり、それがお子さんの健康につながることもあります。

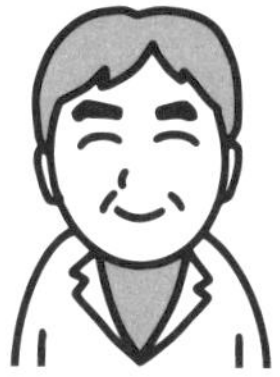

Keyword Link
むし歯菌→P114
歯周病菌→P116

自然に治ってしまうむし歯もある？

YES
ただし、治る可能性があるのは歯科医が確認できる初期むし歯のみ

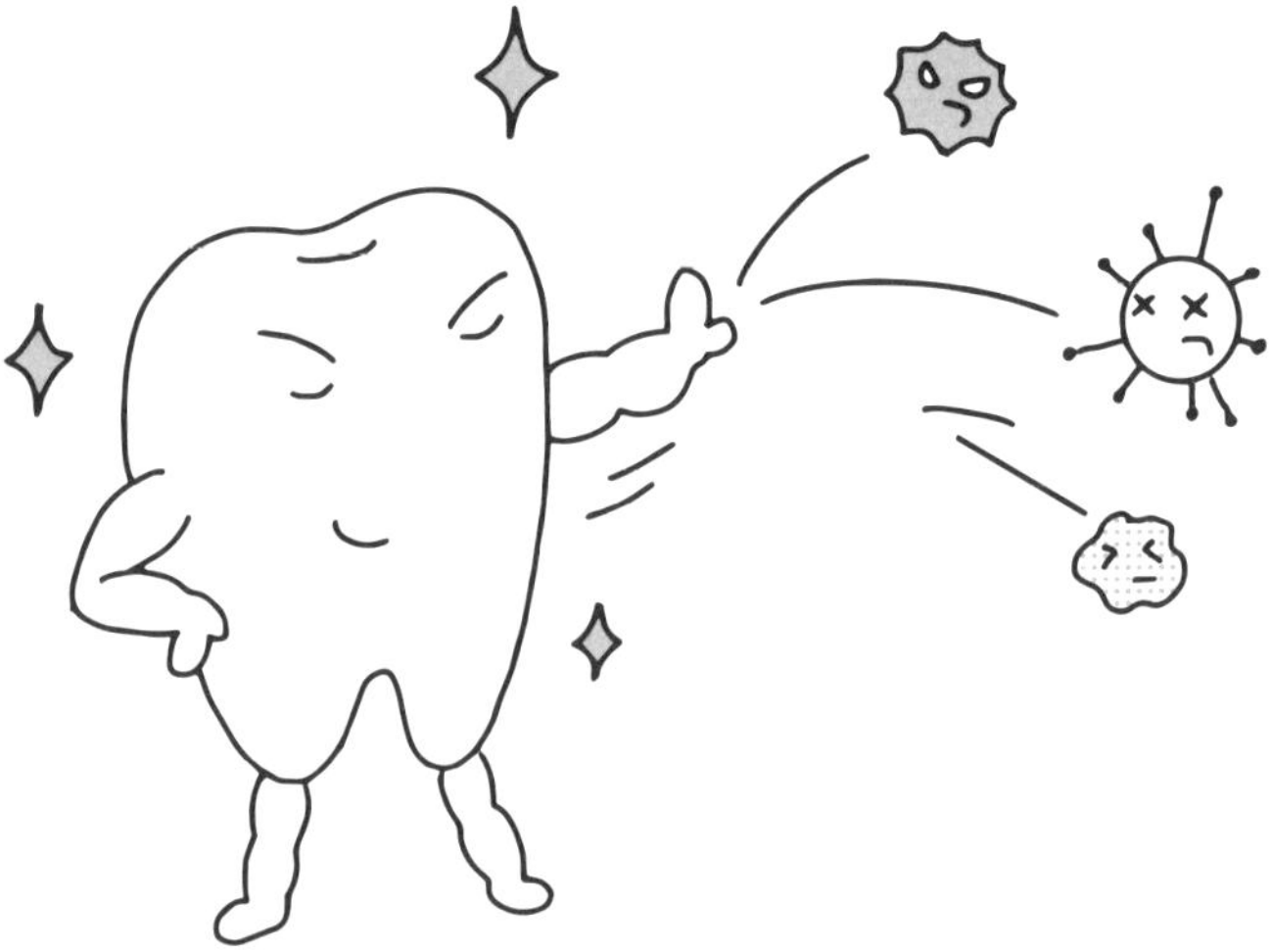

初期のむし歯には削らなくても治るものがあります。かといってそのまま放置していいわけではありません。小さいものであっても一度はむし歯ができたということは、口の中にむし歯菌（以前はミュータンス菌をはじめとする数種の細菌がむし歯菌といわれていましたが、現在では多くの細菌が関わるとわかっています）の活動が活発で、**口の中が酸性に傾きやすい環境が続いている**ことを意味します。

歯科医院でチェックを受けて口腔内の環境を整えるだけでなく、正しい歯磨きを行ない、食生活を見直すなどして、むし歯ができる根本的な原因を解決する必要があります。そうでないとやがてまたむし歯ができてしまうでしょう。

自然治癒するだろうと放置するのは危険で、口の中の細菌があごの骨に広がって骨を溶かす「顎骨炎《がっこつえん》」や、歯の根から副鼻腔に雑菌が侵入して「副鼻腔炎《ふくびくうえん》」を発症することがあります。

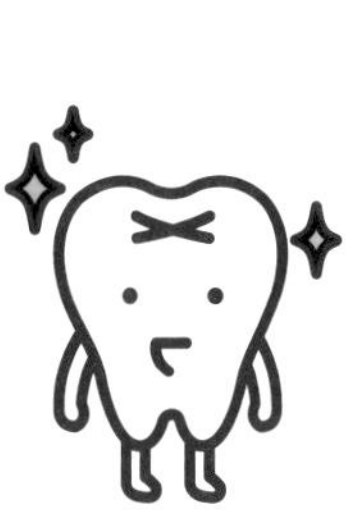

最近の主流は「できるだけ歯を削らないで治療する」方針です。とはいえ、それはごく初期のむし歯の場合のみです。痛みや腫《は》れを伴うむし歯は削ることになります。きちんと治療を受けましょう。

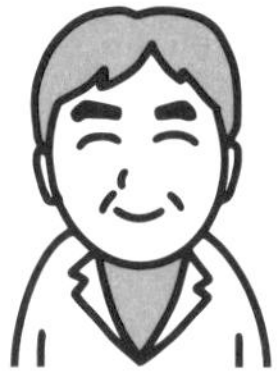

Keyword Link
むし歯菌→P114
むし歯の進行→P106

06

歯が痛くないなら歯科に行く必要はない？

NO

痛みがなくても
口の中の環境は
最悪の状態かも

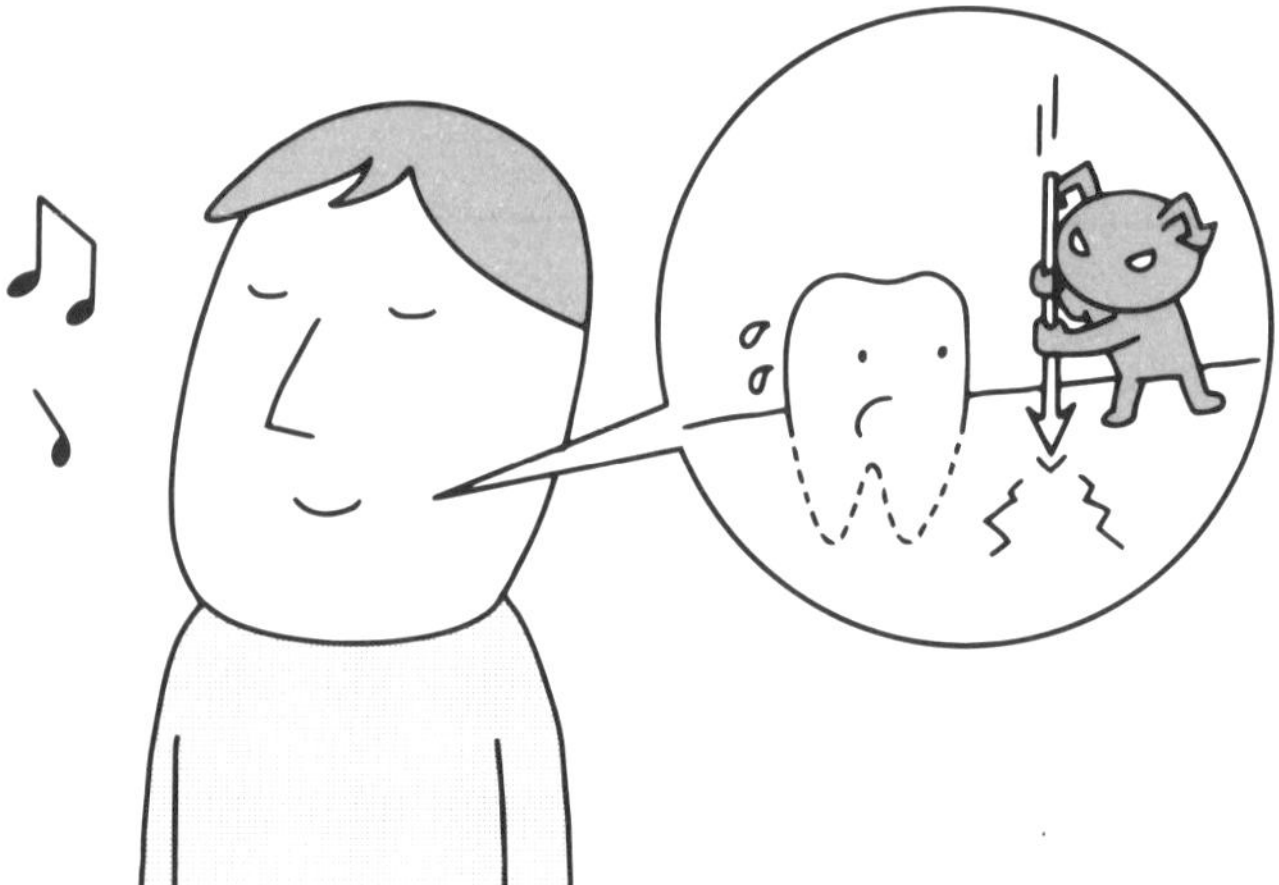

歯を失う原因はむし歯だけではありません。最近は、歯ぐき（歯肉）に炎症が起こり、腫《は》れたり出血したり、ひどくなると歯を支える骨まで炎症が進んで溶けてしまい、歯を失ってしまう**歯周病**が問題視されています。

むし歯と違って、初期の歯周病にはわかりやすい自覚症状がないため、気がつかないうちに症状が進んでいることがあります。歯磨きしたときに出血するほか、歯ぐきが腫れている、歯が浮いた感じがする、歯がぐらぐらする、口臭があるといわれる、朝起きたときに口の中がネバネバするなどにあてはまる場合は、むし歯はなくても歯周病が進行している危険性があるので、歯科の受診をおすすめします。

歯周病は肺炎、心内膜炎（心臓の内膜に炎症が起こる）、糖尿病、動脈硬化、心筋梗塞、認知症など、深刻な病気のリスクになることがわかっています。放置しないようにしましょう。

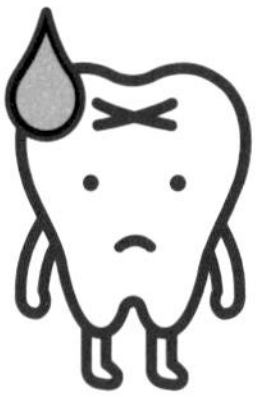

歯の痛みがない人やむし歯がない人は、長年、口の中をチェックしていないので、口の中の環境が、自分でも気がつかないうちに悪化していることがよくあります。

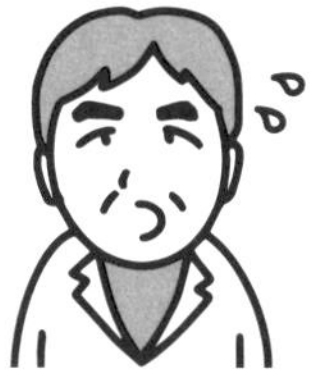

Keyword Link 歯周病→P108

歯が抜けてしまっても、不便がないなら問題ない？

NO

放置はＮＧ。
歯を1本失う
だけでたくさんの
デメリットが！

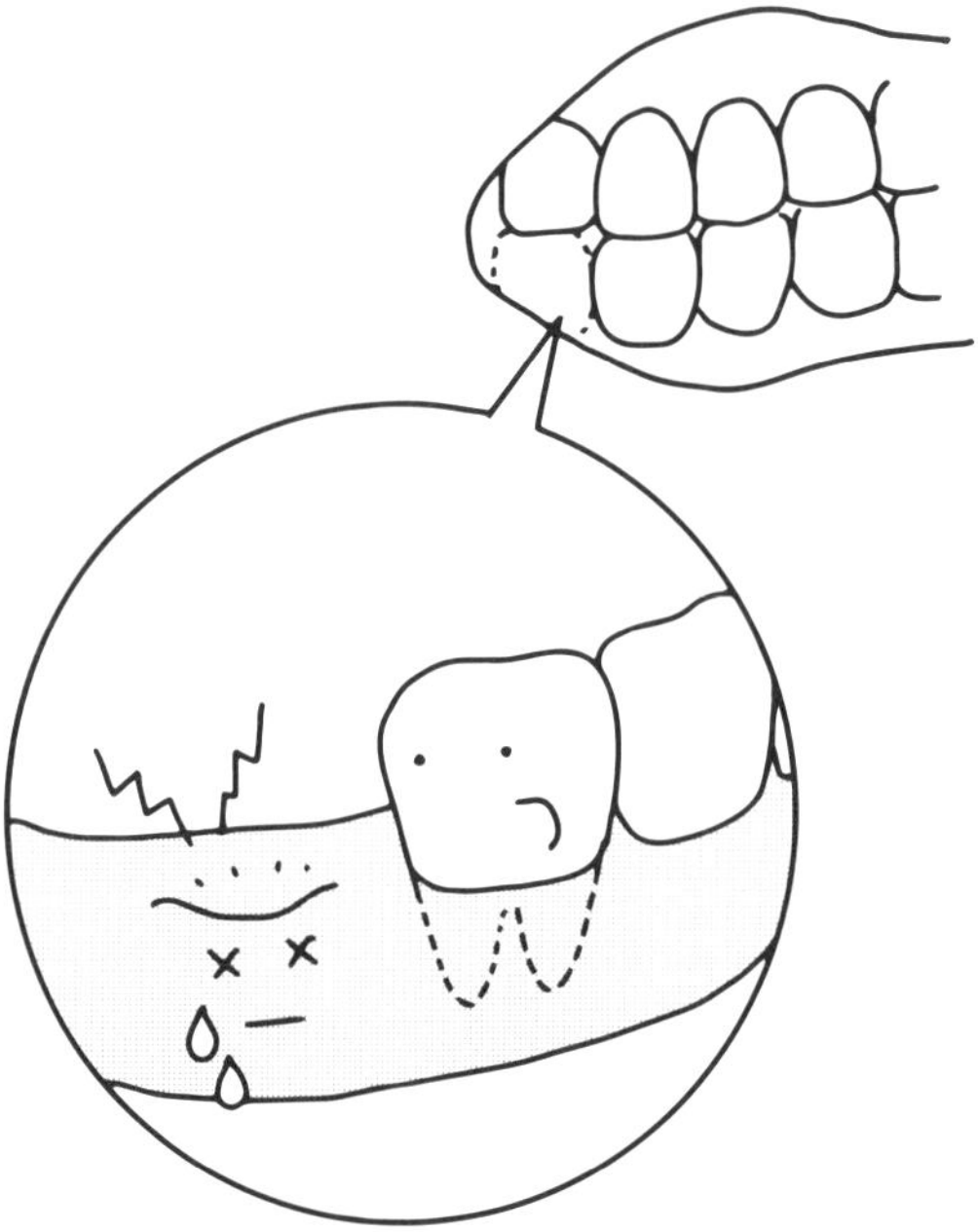

歯が抜けたときに歯科にかからず、そのまま放置している人がいます。目立たないから気にしない、痛みがないから、不便がないから、歯科が嫌いだから、歯科に通う時間がないから……。理由はいろいろあるかもしれませんが、歯が抜けてそのまま放置しておくと、時間が経つほど影響が出てきます。

まず、歯を1本でも失うと**上と下の歯の噛み合わせが狂ってしまいます**。すると、噛むことがうまくできなくなるうえに、はっきりと発音しづらくなります。さらに歯と歯のすき間が広がり、食べカスがはさまりやすくなって、むし歯や歯周病になりやすくなるのです。

歯だけではありません。噛み合わせが悪くなることで、頭痛や肩こり、耳鳴りなどを招くこともあります。また、咀嚼《そしゃく》する力が弱くなって、将来的には認知症のリスクも高くなります。歯が抜けたら、放置せずに歯科で適切な治療を受けましょう。

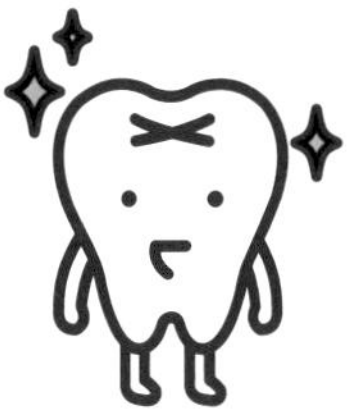

抜けた歯を補う治療は、ブリッジや部分入れ歯（P182）、インプラント（P177）などがあります。噛み合わせがきちんとできれば不調も改善します。

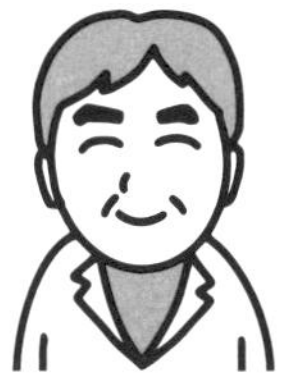

Keyword Link
噛むことと寿命の関係→P110
噛み合わせチェック→P148

口の中の細菌を死滅させればむし歯にはならない？

NO

無菌にするのは
不可能。むし歯菌にも
役割があり
バランスが大切

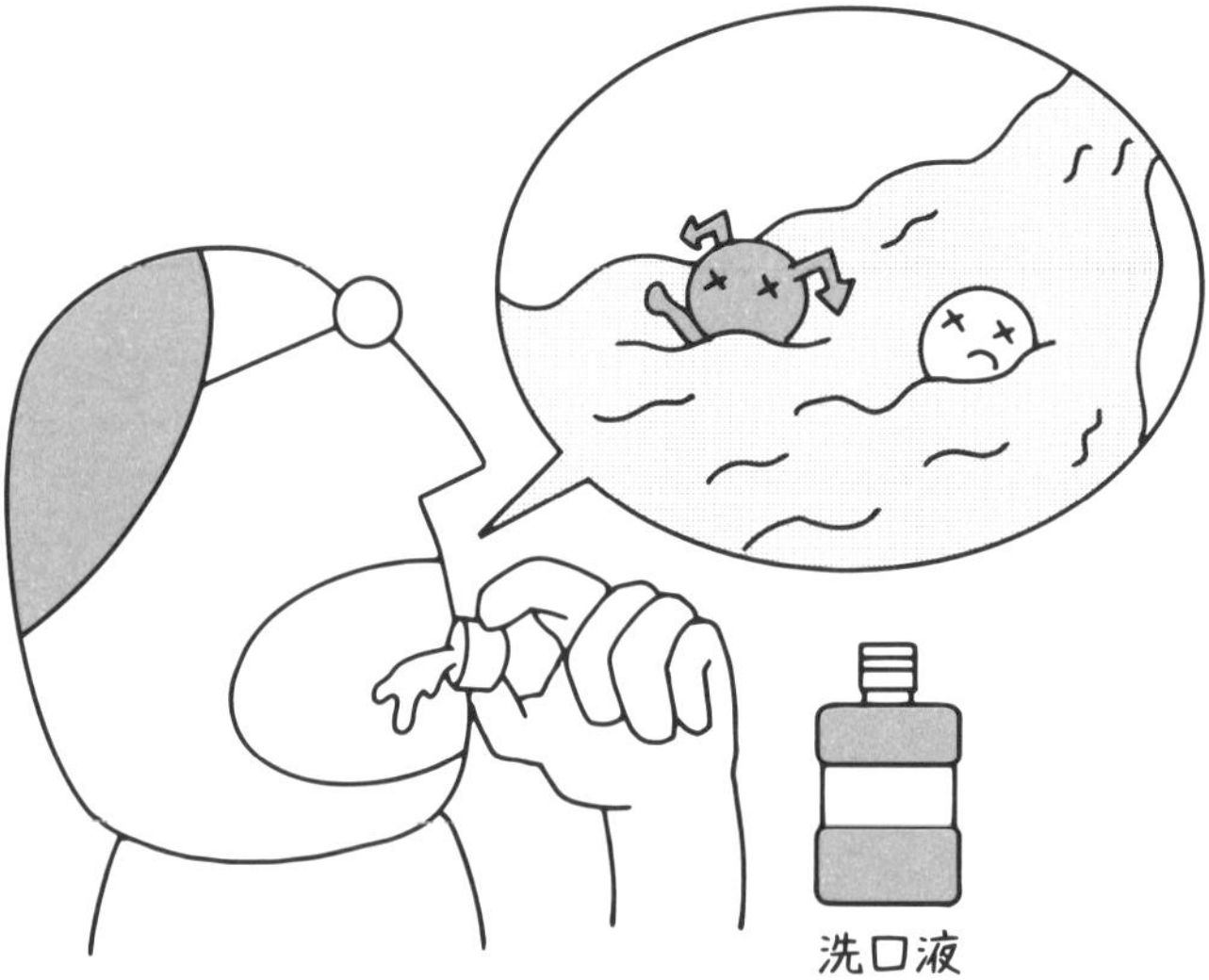

口腔内の細菌を除菌する治療や市販されている洗口液がありますが、口の中の細菌をすべて除去して無菌状態にすることはできません。また、もしできたとしても、それは歯にとってよい状態ではありません。

最近、**口の中の細菌バランス**が注目されています。口の中には腸と同じように「歯を守る善玉菌」「むし歯菌や歯周病菌をもたらす悪玉菌」「どちらか優勢なほうに加勢する日和見菌《ひよりみきん》」の3種類があることがわかっています。

口の中の悪玉菌の代表格は、むし歯の要因となる**ミュータンス菌**と**ラクトバチルス菌**、歯周病をもたらす**ジンジバリス菌**です。善玉菌の代表が**ロイテリ菌を含む乳酸菌**です。口の中を殺菌してしまうと善玉菌も殺してしまうことになります。

大事なのはそのバランスで、殺菌よりも善玉菌が増えやすい環境にすることが大切です。

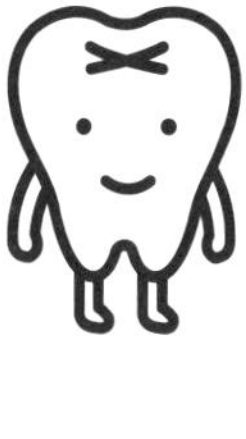

悪玉菌の数が増えると日和見菌が悪玉菌を応援して口の中の細菌バランスが悪化します。ロイテリ菌などの乳酸菌をサプリでとって口の中の細菌バランスの状態をよくする方法もあります。

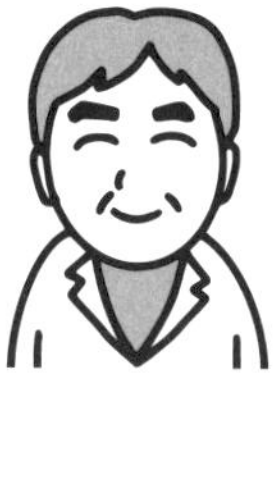

Keyword Link
口の中の細菌バランス→P124
洗口液やうがい薬の注意点→P166

歯の周囲が痛い！　むし歯になった？

NO

そうとは限らない。
歯の痛みは複雑
むし歯じゃないことも

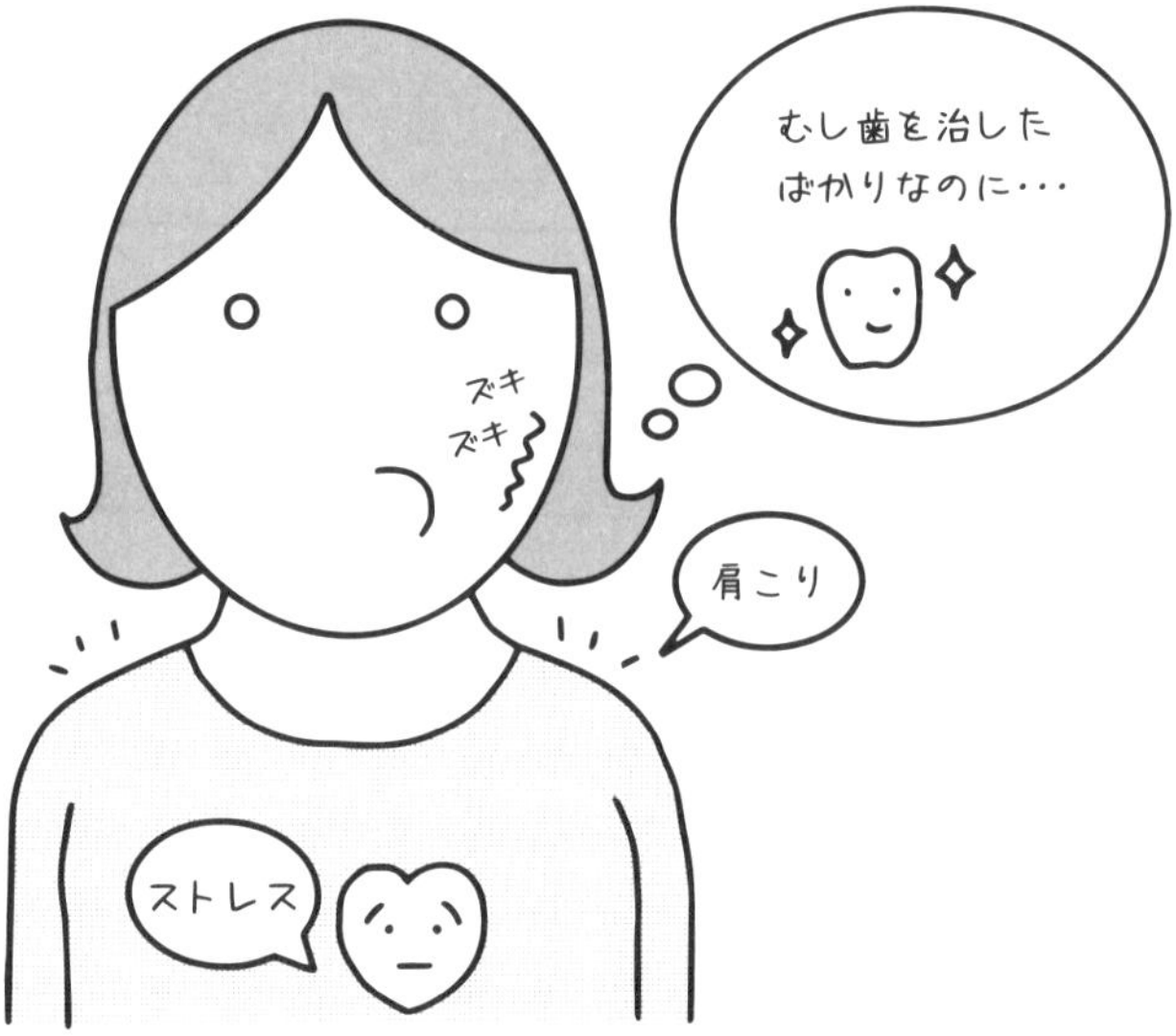
むし歯を治した
ばかりなのに・・・
ズキ
ズキ
肩こり
ストレス

歯の痛みを感じるメカニズムはとても複雑で、必ずしも原因があるところにだけ痛みを感じるわけではありません。

実は、歯の痛みは錯覚しやすく、**歯の痛みを感じて受診する患者さんの30％に、痛みの原因が歯以外にあった**というデータもあるくらいです。

痛みは脳が認識しているのですが、痛み刺激を受けたとき、いったん神経の集合体に集まってから分類されるので、痛みを錯覚することがあるのです。

歯の痛みを感じたときには、その痛みの原因が歯にあるのか、あるいは、ほかに潜んでいるのかをチェックする必要があります。まずはかかりつけの歯科医に相談し、痛みの原因がどこにあるかをきちんと調べてもらいましょう。

レントゲン写真だけで原因が特定できない場合もあるので、その場合は歯科用のCT撮影が必要になります。

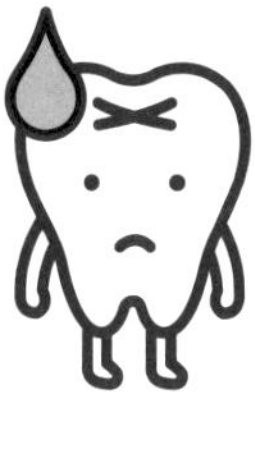

歯が痛むからといって、必ずしもむし歯とは限りません。ただ、痛みがあるということは何かしらの異常が起こっているという、体からのサイン。痛みの原因を調べてもらいましょう。

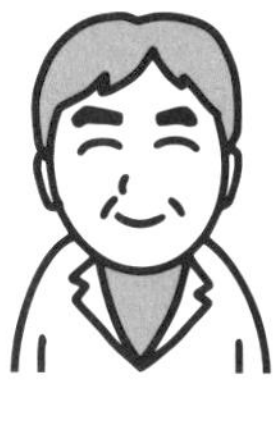

Keyword Link
むし歯の進行→P106
むし歯治療の基本→P168

歯ぐきが腫れるのは歯周病のサイン？

YES

歯周病だけでなく
歯根《しこん》の病気の可能性も

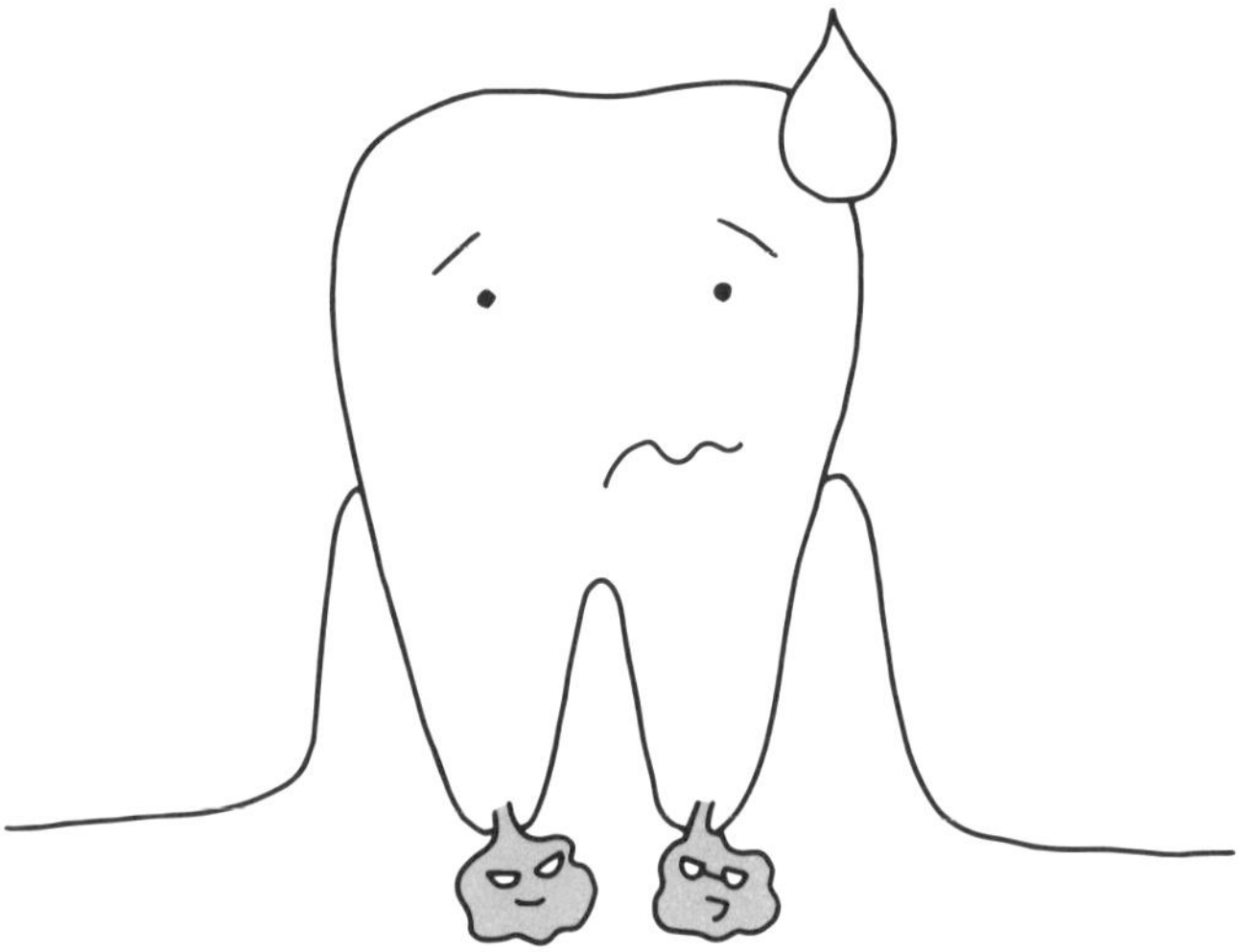

歯ぐきが赤くなっていたり、歯が浮くような感じがしたり、見た目にも腫れたりするのは、**歯周病による炎症**が悪化しているサインです。そして、炎症は疲れているときなど体のコンディションが悪いときにはより悪化しますが、しばらくすると落ち着いたりもします。これはよくなったわけではなく、一時的に歯周病菌の勢いが鎮まっているだけなので、放置すると炎症がどんどんひどくなっていきます。

また、歯の根元部分の歯ぐきが腫れているときには、**根尖病《こんせんびょう》巣《そう》**という歯の根っこの部分に膿《うみ》がたまった状態も疑われます。根尖病巣を放置すると、歯をなくしてしまったり、あごの骨まで溶けてしまったり、菌が出す毒素が全身に広がったりすることがあるので、早めに歯科を受診しましょう。

とくに、過去に神経を抜く治療を行なっている場合は、その歯に根尖病巣が生じているケースが多いので要注意です。

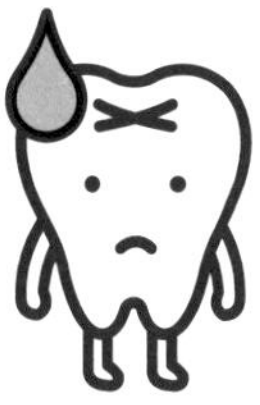

神経を抜く治療（根管治療）では歯の根管内に細菌が入り込まないよう「ラバーダム防湿」という手法を用います。しかし、日本の保険治療ではほとんど使用されないため、再発率が高くなっています。

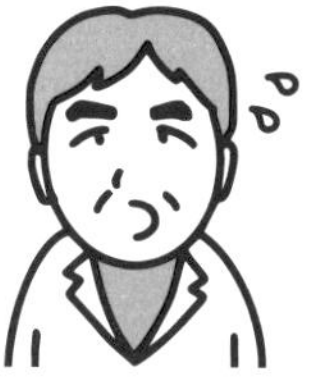

Keyword Link
歯周病がもたらす慢性炎症→P113
根尖病巣→P172

歯磨きの際に血が出ても痛みがなければ問題ない？

NO

出血は歯周病の疑い。栄養不足の可能性も

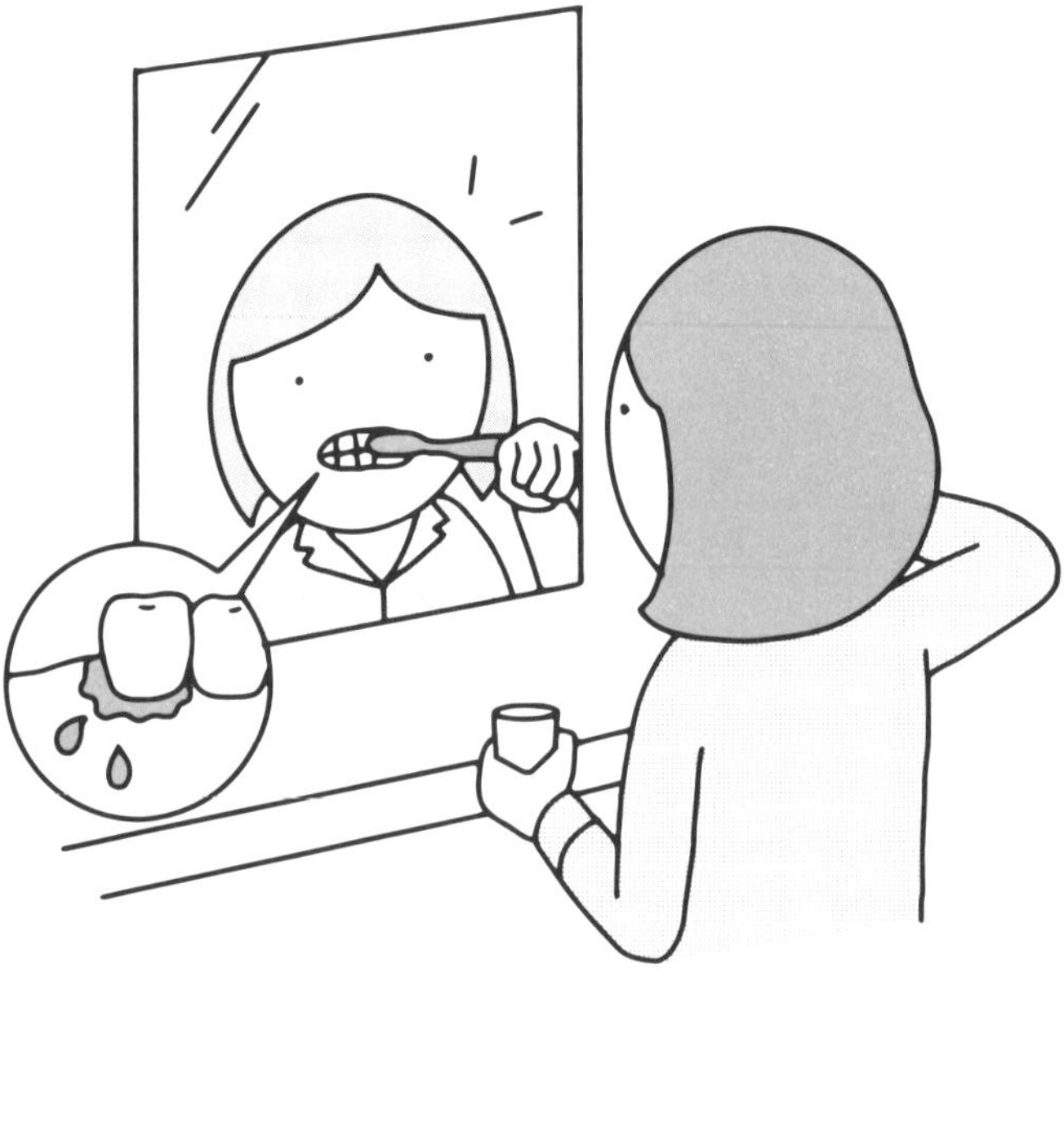

歯ぐきから出血しやすかったり、歯磨きをするたびに出血したりという場合に、まず疑われるのは**歯周病**です。歯周病は放置すると歯をなくす要因となります。また、すぐに出血が止まる場合はあまり心配ありませんが、ダラダラと流れて止まらない場合は、さらに深刻な病気が隠れていることもあるので見過ごさないようにしましょう。

ほかにも、**歯磨きの仕方が悪くて歯ぐきを傷つけていたり**、ビタミンC、鉄などの**栄養が不足**して歯肉のコラーゲン繊維の合成がうまくできず、歯ぐきの粘膜が弱くなっていることもあるのですが、どちらも歯にとってはよくない状態です。

いずれにせよ、出血した場合は一度歯科でチェックしてもらいましょう。歯周病が指摘された場合は、適切な歯磨きや食生活の改善が必要です。そうした指導をしてくれる歯科を選んで受診することをおすすめします。

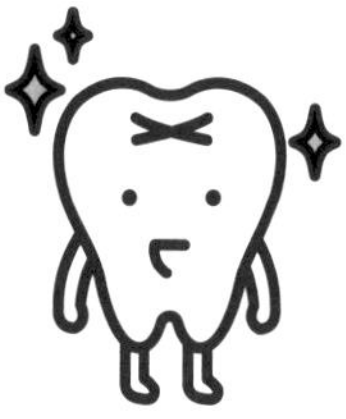

歯周病の予防は歯科だけでもできませんし、自己ケアだけでも不十分です。適切な予防法を指導してくれる歯科医を探しましょう。自宅でのセルフセアと歯科でのメンテナンスが大切です。

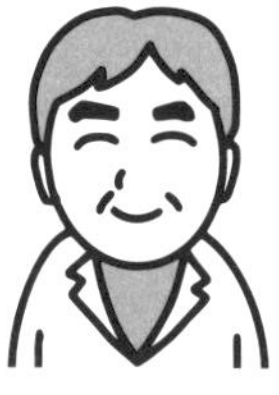

Keyword Link
適切なブラッシング→P136
歯科医を選ぶ注意点→P184

歯の治療は妊娠中にしておくといい？

NO

できれば妊活の
1年前には歯の
治療を終わらせよう

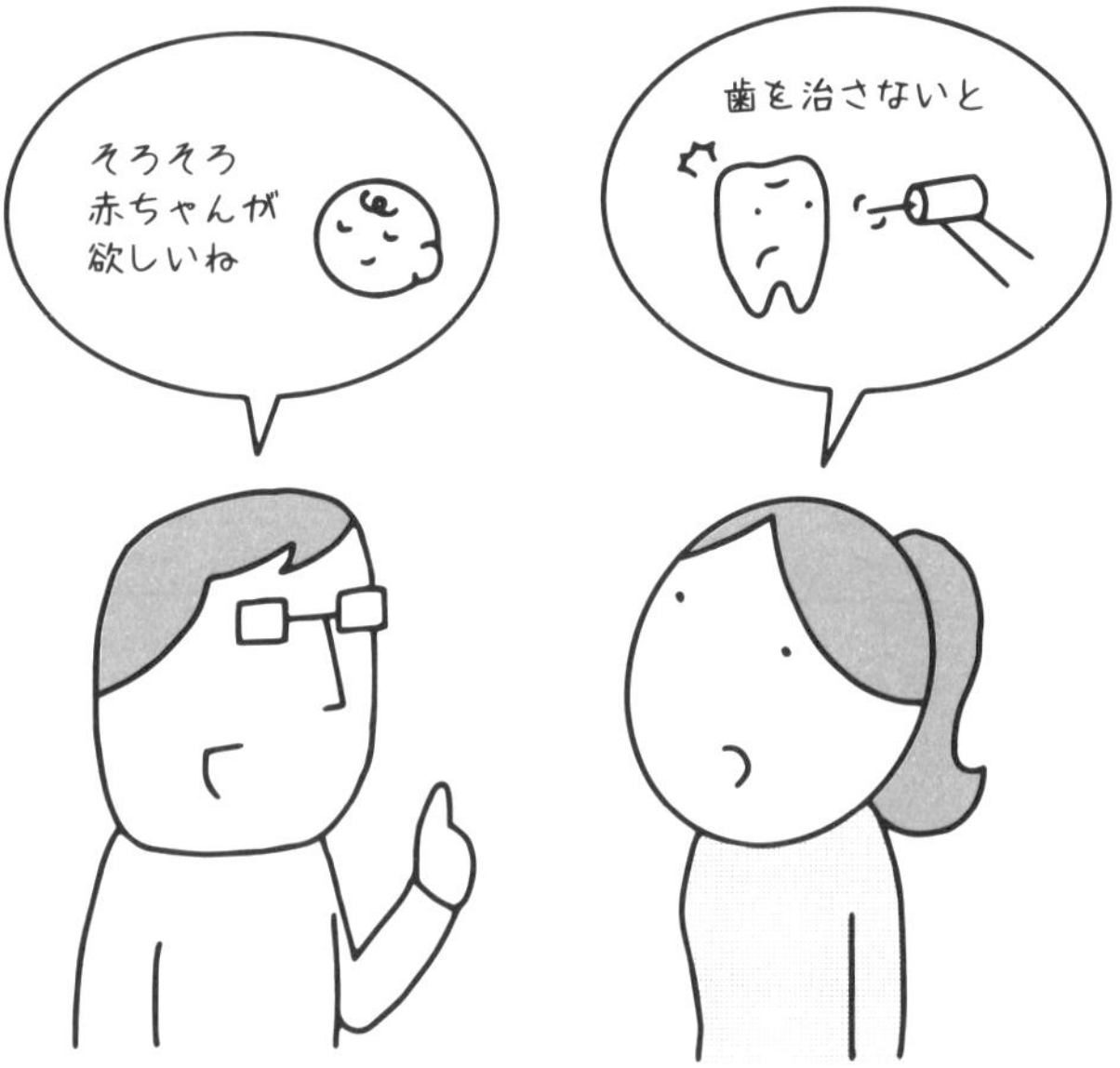
そろそろ
赤ちゃんが
欲しいね
歯を治さないと

妊娠中のほうが時間をとりやすいからと、つわりが落ち着く安定期に歯の治療を受ける妊婦さんがいますが、**妊娠前、できれば妊活をスタートする前に治療をすませるのが理想**です。妊娠中には服用できない薬がありますし、レントゲン撮影も心配です。腹部に照射するわけではありませんが、事前にすませておいたほうが安心です。

妊娠中は口内環境が悪化しやすく、むし歯になるリスクが高くなることがわかっています。また、血液を介して母親の歯周病が赤ちゃんに感染することがありますし、重度の歯周病は早産のリスクを高めることもわかっています。

さらに、妊娠初期は赤ちゃんへの影響を考慮して、歯の治療を受けることができません。

妊娠を考えたときには、**妊活をスタートする1年前には歯の治療を終わらせておく**ことをおすすめします。

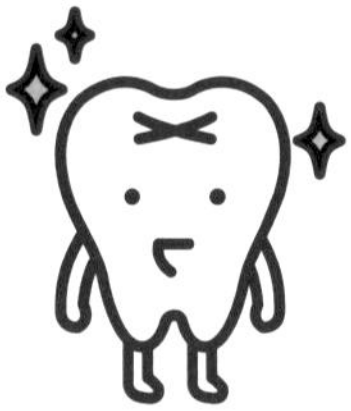

口の中ではむし歯の拡大に関与するラクトバチルス菌ですが、子宮内では善玉菌です。子宮内のラクトバチルス菌が少ないと体外受精による妊娠率が低く、流産率が高いと報告されています。

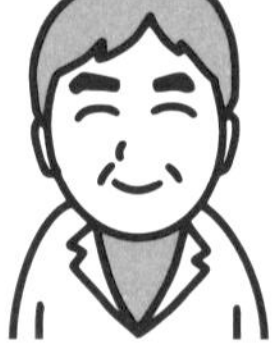

Keyword Link むし歯をもたらす細菌→P114

13

乳歯は生え替わるから むし歯になっても大丈夫？

NO

乳歯の状態が
永久歯の発達を決める。
乳幼児期のケアが大事

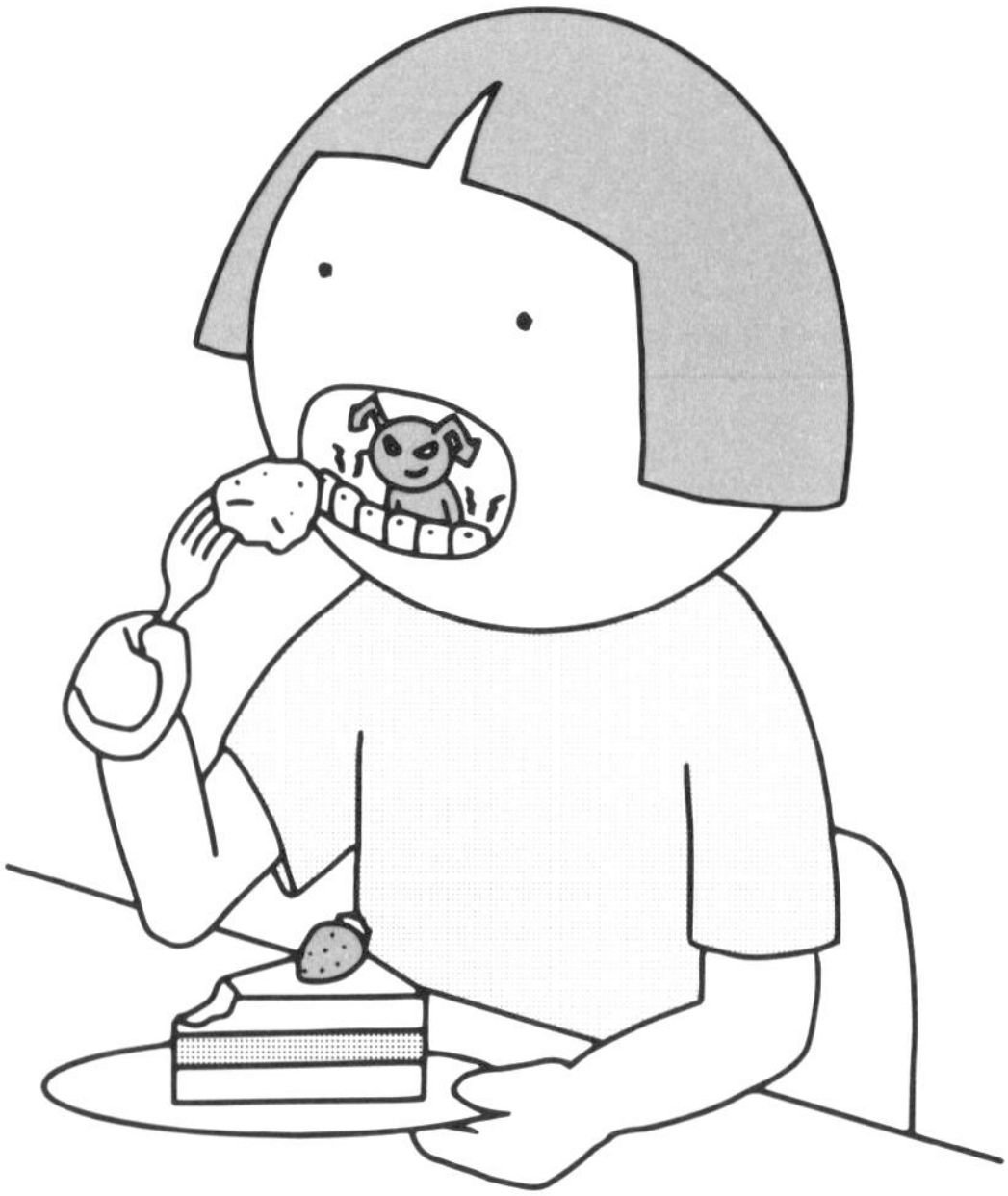

子どもの歯は生後6～8か月頃から生え始め、すべての乳歯が生えそろうまで2～3年かかります。その後、6～12歳のあいだに乳歯は徐々に抜けて永久歯へと生え替わります。

どうせ抜けてしまうのだからと、乳歯がむし歯になっても放置してしまっていませんか。それはお子さんの歯の将来に悪影響を与えます。**乳歯もきちんと治療して**ください。

乳歯は永久歯に比べてむし歯になりやすく、また、子どもは歯の痛みをうまく伝えられないので、気がついたときにはかなり進行していることがあります。

乳歯のむし歯を放置すると、永久歯の発達を妨げたり、歯並びが悪くなったり、あごが十分に発達しなかったりといった悪影響があります。また、むし歯になりやすい口腔環境のままだと、ほかの歯までむし歯になるリスクがあります。必ず市区町村が行なっている乳児歯科検診を受診しましょう。

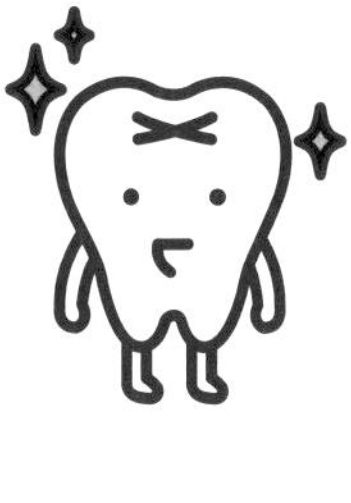

市区町村によって異なりますが、一般的には1歳半と3歳のときに、乳幼児歯科検診が実施されています。90%と高い受診率ですが10人に1人は受診していません。チャンスを活用しましょう。

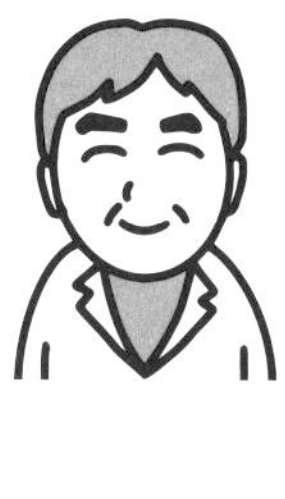

Keyword Link 適切なブラッシング ›P136

14

乳歯はどうせ生え替わるから矯正する必要なし？

NO

ケースバイケース。
早く始めたほうが
負担が少ないことも

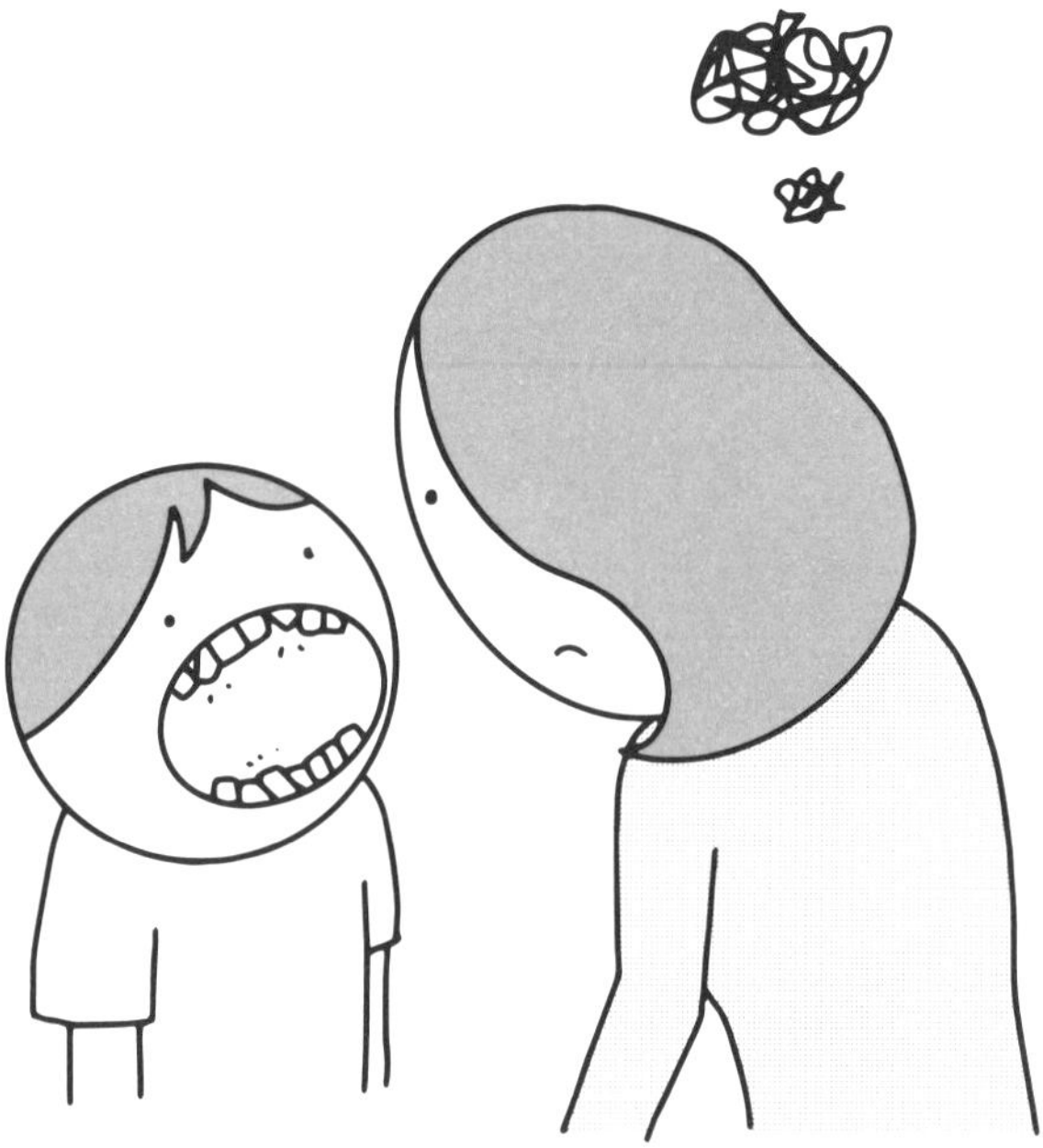

歯科検診などで歯並びについて指摘された場合は、乳幼児の歯の矯正を行なっている歯科を、定期的に受診することをおすすめします。すべてということではないのですが、子どもの矯正は骨格の成長バランスをみて、**歯に対する矯正を行なうのか、骨格に対する矯正を行なうのかの判断が重要**です。

ただし、短期的な診断では決められないケースもあります。特に、成長期はいつから始めるかの判断が難しく、子どもの頃からかかりつけ医を持ち、成長とともに考える必要があります。**今後の成長と歯並びを予想して適切に対処すること**が、歯並びの育成につながり、それがうまくいけば人工的な介入が少なくてすむこともあります。

また、指しゃぶりのくせ、噛みぐせなどを改善することで健全な歯並びにつながり、むし歯になりにくい口腔状態を手に入れられる可能性があります。

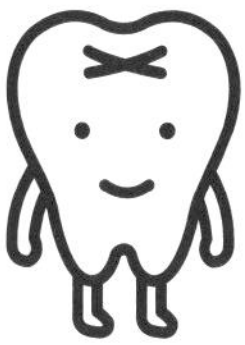

小学生の歯科検診では噛み合わせをチェックしますが、顔面の骨格のチェックまではされません。噛み合わせの悪さや将来の矯正などを指摘された場合は、小児の矯正を行なっている歯科を受診しましょう。

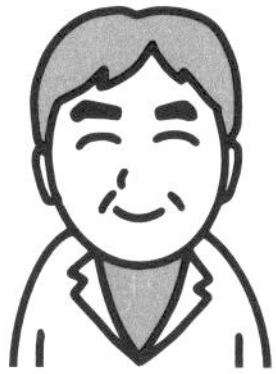

Keyword Link 大人の矯正→P180

年をとったら歯が少なくなるのは当たり前？

15

NO

大事にすれば
80歳でも
自前の歯でいられる！

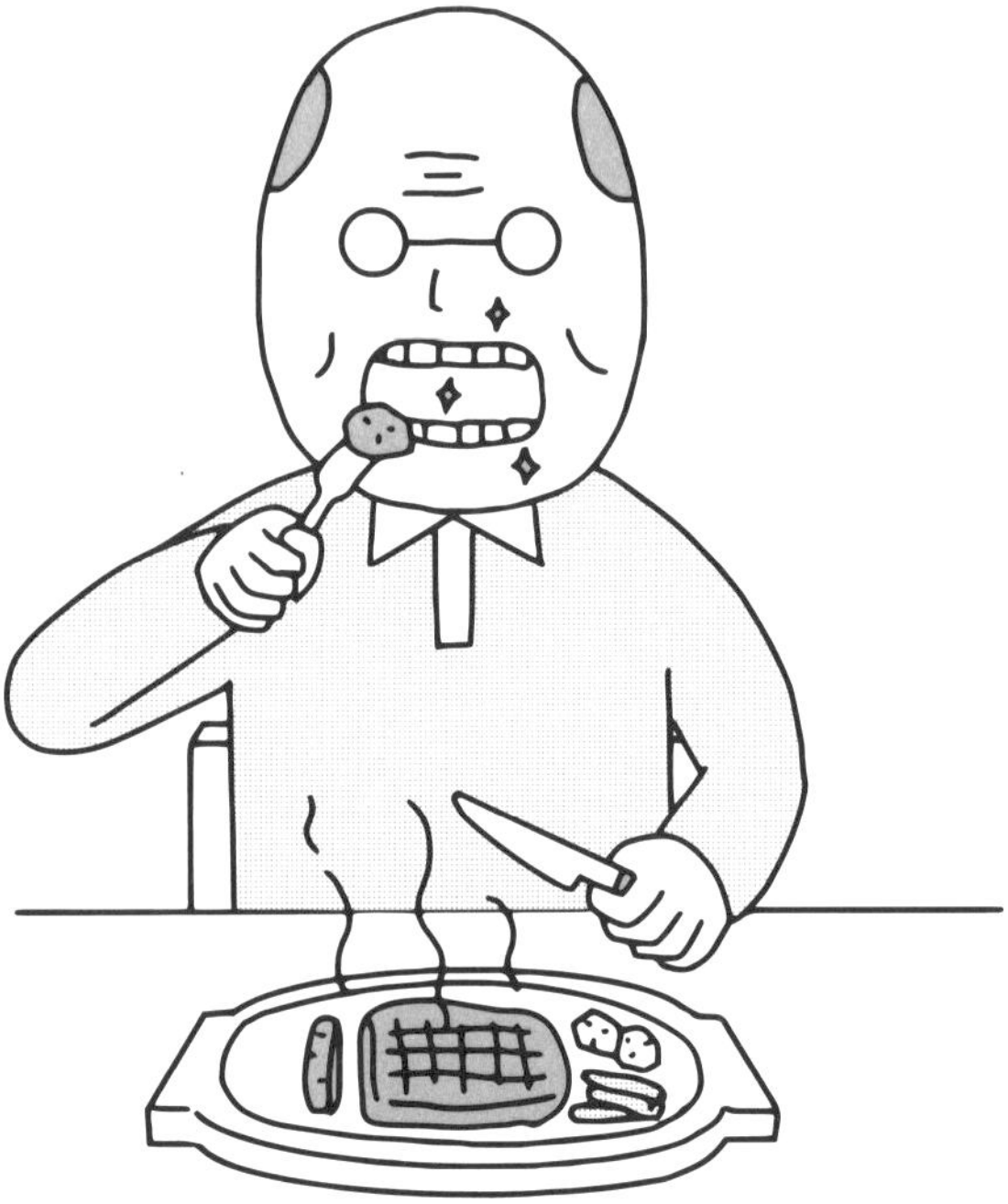

歯の治療・予防において、世界の最先端であるスウェーデンでは、**80歳代の高齢者の残存歯数は約20本**です。成人の歯の本数は、親知らずを除くと28本。ということは、3分の2以上が残っているということです。**同年代の日本人の平均は約13本**ですから、その差は歴然です。

ただ、スウェーデンも昔からこうだったわけではありません。1970年代に「予防」を重視する治療に変更してから、国民のむし歯と歯周病を大幅に減らすことに成功したのです。

スウェーデンの歯科治療は**「口腔の健康を第一に考え、予防を最優先にする」**がモットー。日本もこれを見習えば、失う歯の本数をもっと減らすことができるはずです。

日本では、予防を重視した最新の歯科治療は保険適用外のものが多くなっていますが、最近はそれらを導入している歯科医も増えてきています。

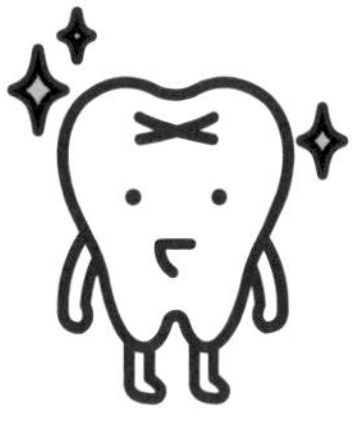

日本では保険適用外の治療を敬遠する方が大半ですが、保険適用外だから選択できることも多々ある、ということを知っていただいて、治療を受けることをおすすめします。

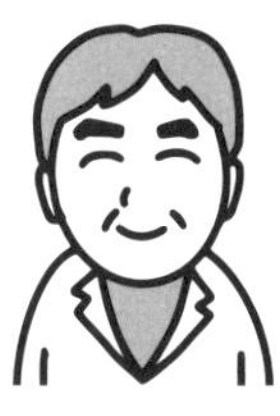

Keyword Link 日本のむし歯治療→P168

16

入れ歯は一度しっかり作れば ずっと使える？

NO

加齢に伴い
骨や筋肉も変化する。
定期的な
メンテナンスが必要

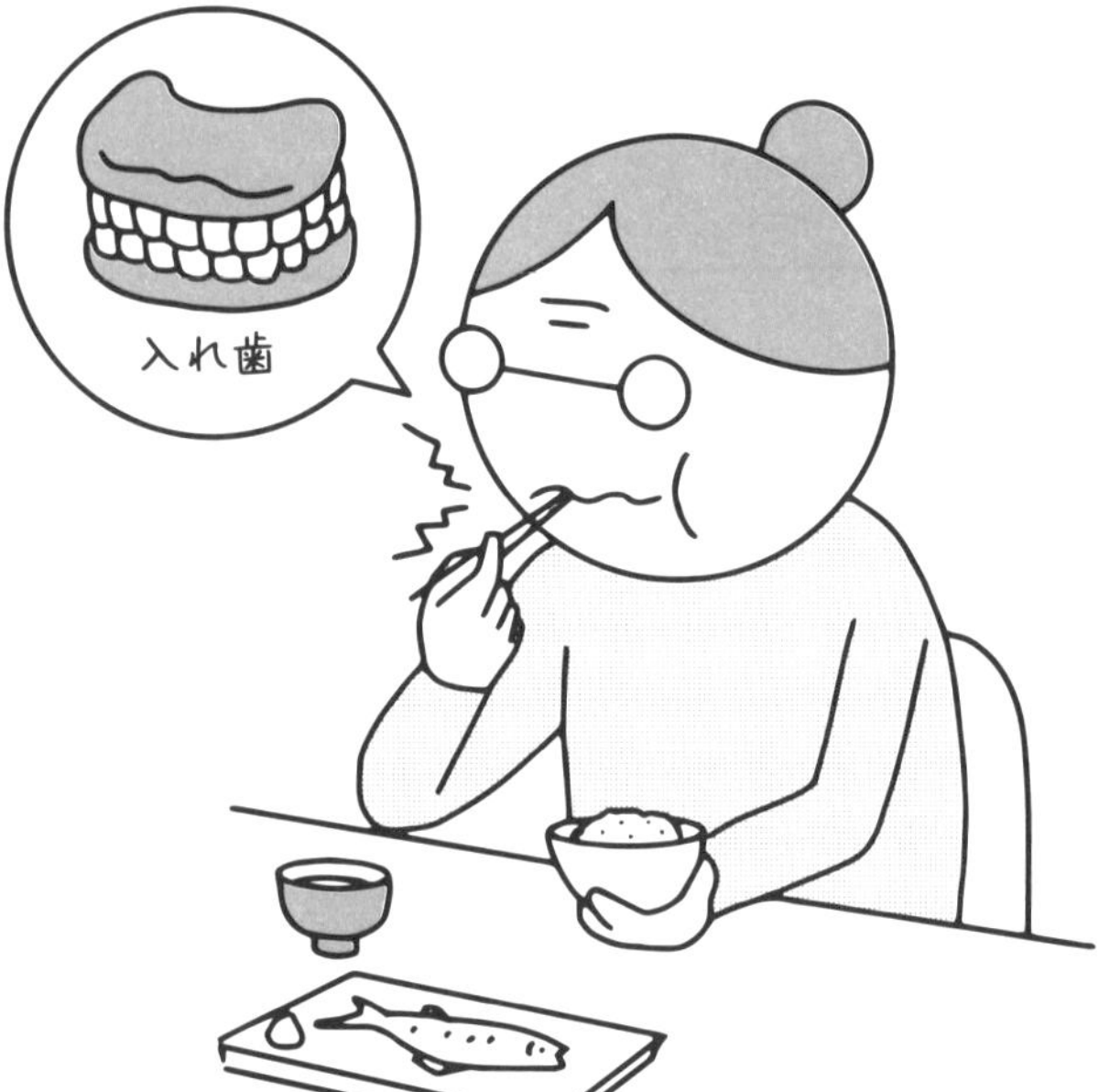

入れ歯とは歯を失ったときに、欠損した歯の機能を補う義歯のこと。一部分を補う部分入れ歯、すべての歯を補う総入れ歯があり、大きくは金属の土台を骨に埋め込む**インプラント**も義歯の一種です。各自に合わせて作る取り外し式の入れ歯は「一生モノ」と考えてしまいがちですが、使い初めは合っていても、骨や骨格が変化するにつれて違和感が出てきます。それを、歯科に行くのがめんどうだからと放置しておくと、さらに骨や筋肉が減ってしまい、ますます合わなくなってしまいます。

合わない入れ歯を使っていると、かたいものや歯ごたえのあるものが食べられなくなります。すると、食べる量が減って栄養不足に陥り、体力や免疫力が低下してしまいます。食べることは私たちの生命の土台です。**いつまでもおいしく楽しく食べるためには、合わなくなった入れ歯を放置せず、歯科で定期的なメンテナンスを受ける**ようにしましょう。

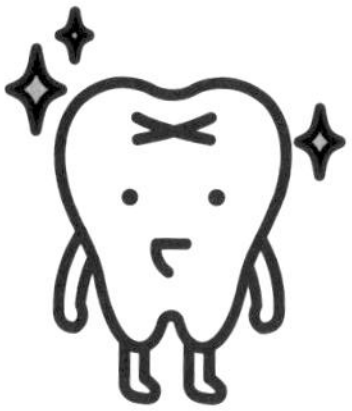

最近の研究で、自前の歯でなくても健康長寿に役立つことが明らかになりました。適切な義歯を装着して、よく噛んで食事をとることができれば、体力や免疫力の維持につながります。

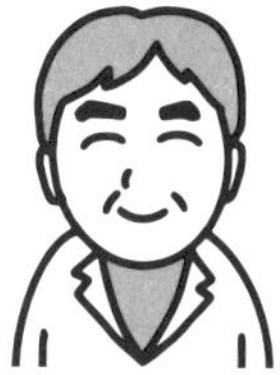

Keyword Link
インプラント治療→P177
入れ歯の種類と選び方→P182

むし歯はなり始めに削ってしまうのがいい？

NO

ごく初期のむし歯は
むやみに削らない

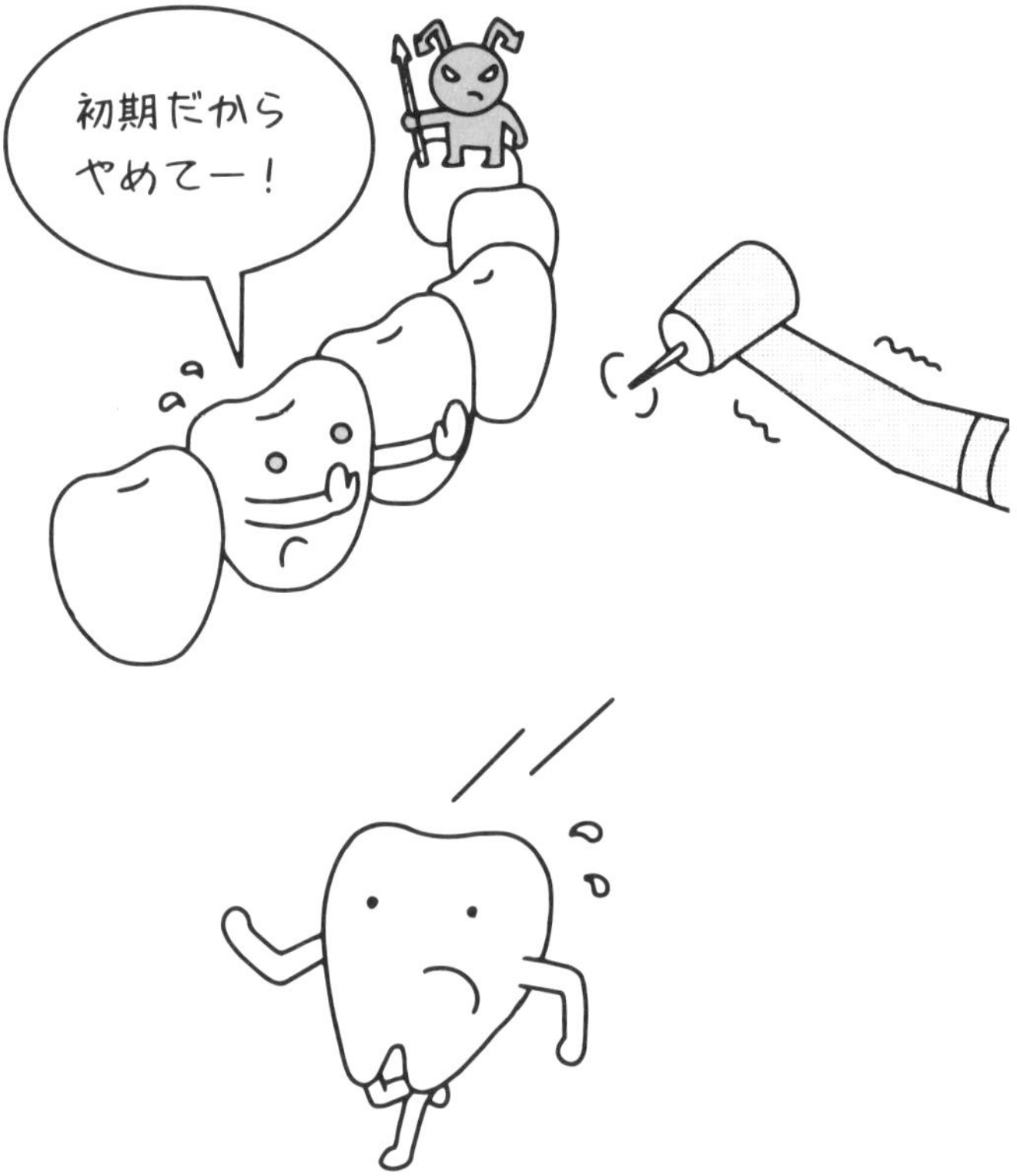

歯に限ったことではないのですが、最新の医療は患者さんの体への負担をできるだけ軽くする「**低侵襲《ていしんしゅう》治《ち》療《りょう》**」が主流となっています。歯の治療でもそれは同じで、健康な歯をできるだけ削らない治療が最新トレンドです。

しかも、ごく初期のむし歯の場合は削らずに治すケースもあります。これは「**要観察歯**」の場合で、正確にはむし歯の一歩手前。むし歯は歯のエナメル質が溶け出して、穴があいた状態ですが、エナメル質が溶け出している「**脱灰《だっかい》**」という段階であれば、正しい歯磨きや歯科での削らない治療（**再石灰《さいせっかい》化《か》促進《そくしん》**）でそれ以上の脱灰を防ぎ様子を見ます。

歯の表面が白く濁ったときは「脱灰」が始まっているサインです。穴があいてしまうと削らないといけないので、早めに歯科を受診して適切な治療を受けましょう。

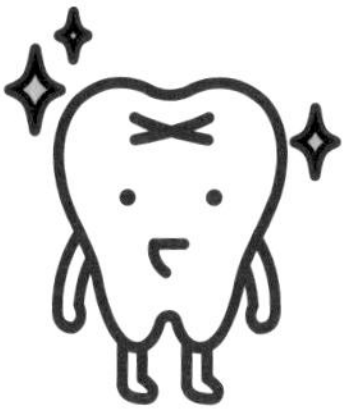

脱灰を自分で見つけるのは難しいかもしれません。こうした初期のむし歯を見つけるためにも、定期的な歯科でのメンテナンスが大切です。治療が遅くなるほど削る部分が大きくなってしまいます。

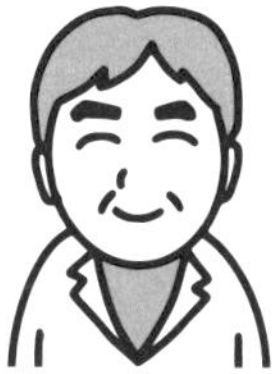

Keyword Link むし歯の進行→P106

02

親知らずは無理して抜かなくてもいい？

YES

生え方に問題がなければ残しておくという選択肢もあり。再利用できることも

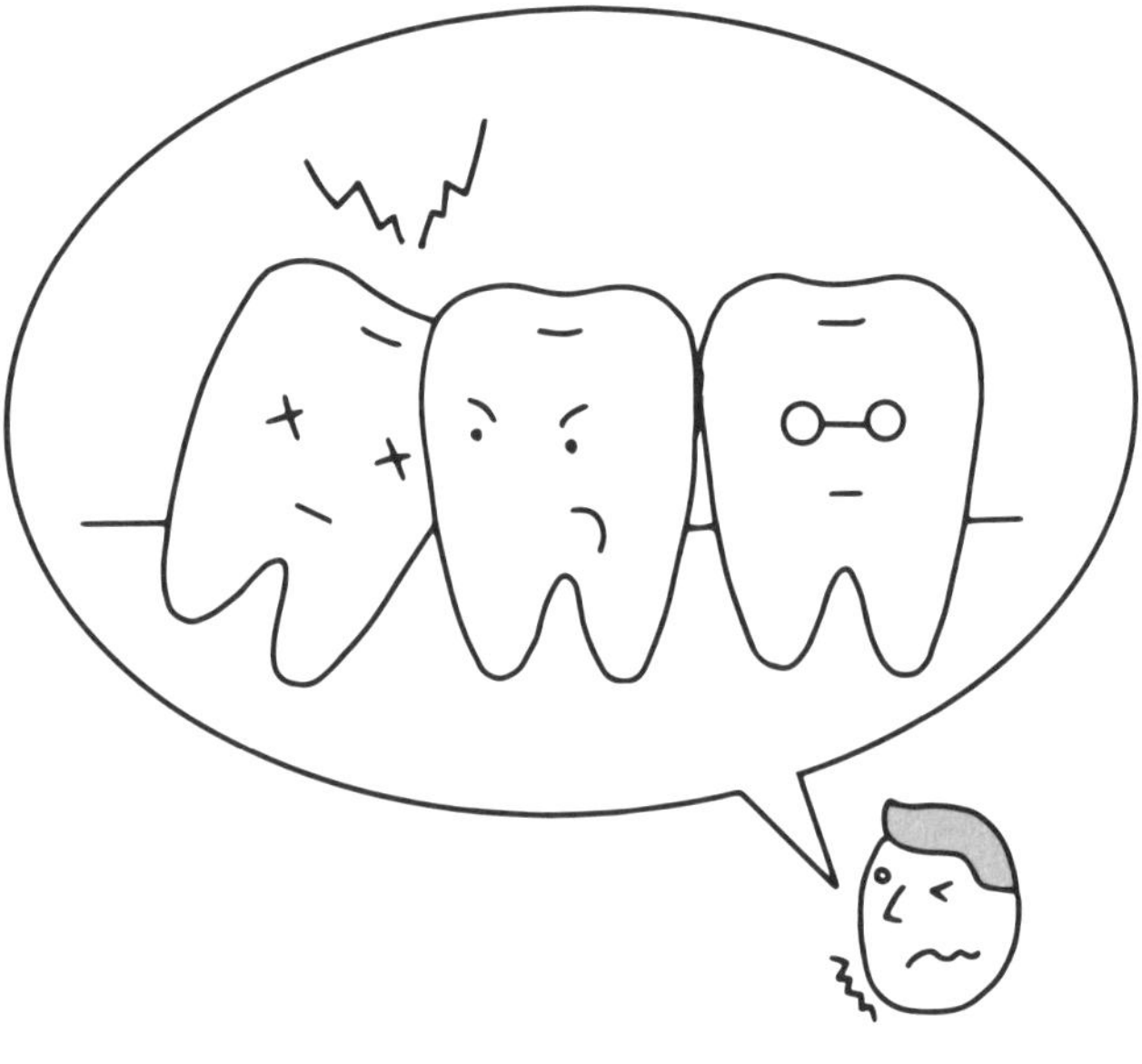

親知らずは一般的には左右上下の奥に1本ずつ、計4本生えますが、1本も生えない人もいます。口の奥にあるので磨きにくくむし歯になりやすいことや、まっすぐ生えずほかの歯を押すようにして生えて歯並びを乱す原因になることもあります。

斜めや横向きに生えている親知らずは、**周囲の歯ぐきが炎症を繰り返す要因となりますし、隣の歯がむし歯になるリスクを高める**ので、抜いたほうが安心です。ただし、抜歯は術後の炎症や知覚マヒなどのリスクを伴うことも……。一般的な歯科医院でも可能ですが、設備の整った総合病院や大学病院の口腔外科で行なうことが望ましいケースもあります。

なお、親知らずがむし歯になっておらず、また、まっすぐ生えていてほかの歯の邪魔もせず噛み合わせに問題がないのであれば、抜く必要はありません。**残しておくとほかの歯を失ったときに移植用のドナーとして役立つ**ことがあります。

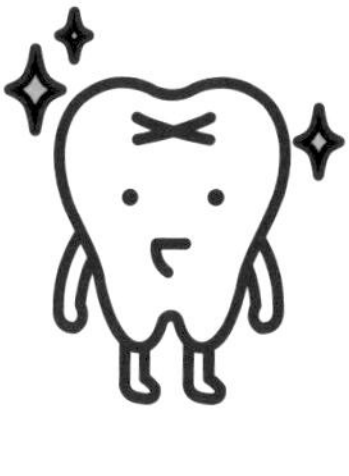

歯の中にある歯髄《しずい》細胞はほかの細胞よりも増殖能力が高く、再生医療でも活用されています。実用はまだですが、親知らずを残しておけば、病気やケガで失った組織を再生することができるかもしれません。

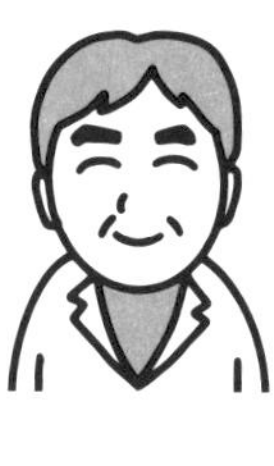

Keyword Link 歯を抜くか抜かないか→P178

どんな状態でも自分の歯を残すほうがいい？

NO

ケースバイケース。
残すのが必ずしも
ベストではないこともある

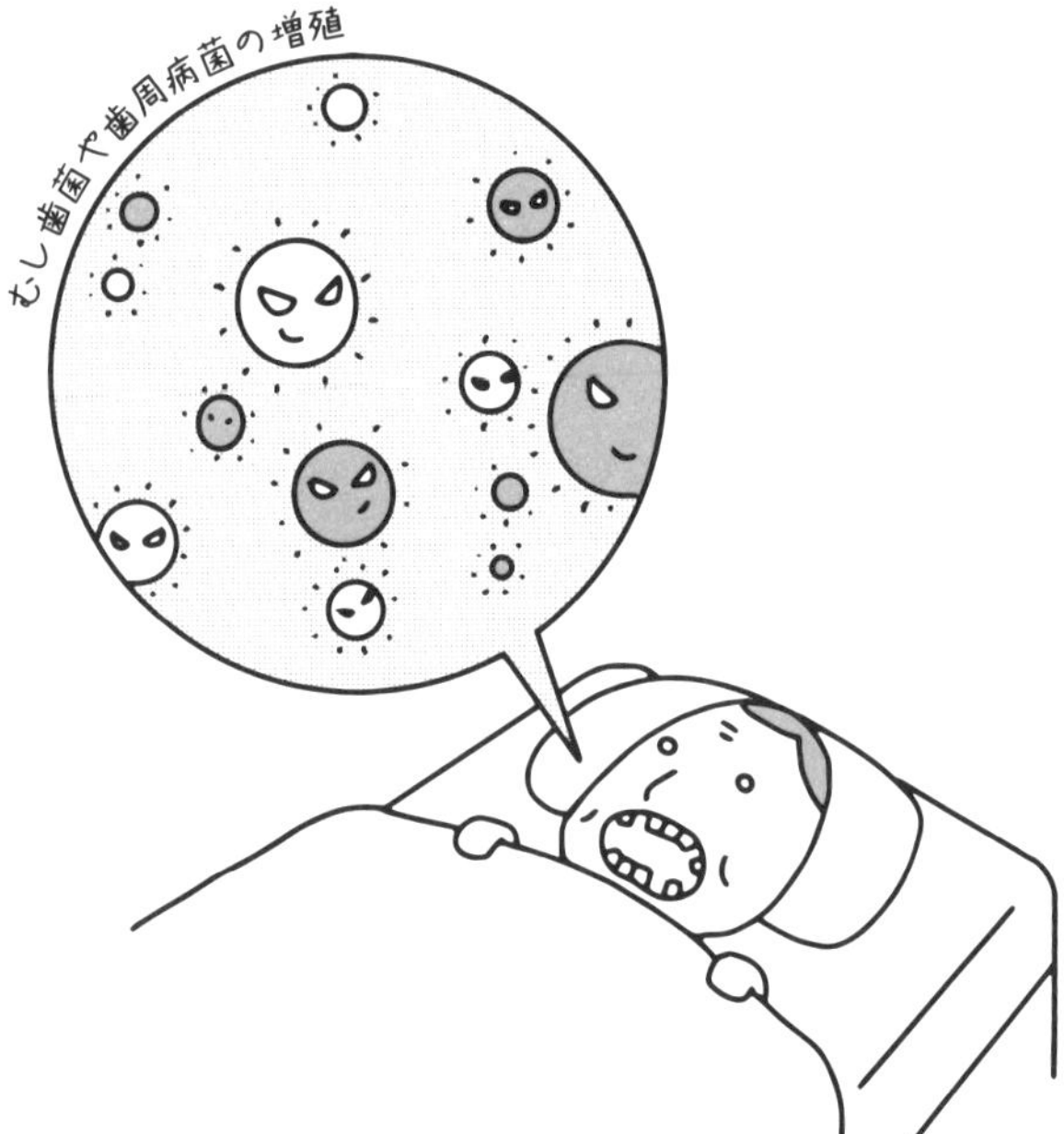

いまの歯の治療はできるだけ歯を残す方針が基本ではありますが、高齢になって寝たきりになると、自分の歯がときに爆弾になることがあります。例えば、不完全な治療で炎症が残っている歯の場合、**残すことで逆に肺炎など死につながる感染症のリスクが高まる**のです。

ほかにも、手や体が不自由なため自分で口腔環境を清潔に保つことが難しいケースや、歯が飛び飛びに残っていて介護者が十分にブラッシングを行なえないケース、さらに、寝たきり状態だと歯周病が悪化しても抜歯できないケースもあります。

特に問題になるのが歯の根の部分に起こる根尖病巣で、むし歯の進行や歯の神経を取る治療後に、歯の根っこに膿がたまった状態です。根尖病巣は治療に時間がかかるうえ、治療しても炎症が治まらないことがあります。その場合、根の治療をするより抜いたほうがいいケースもあるのです。

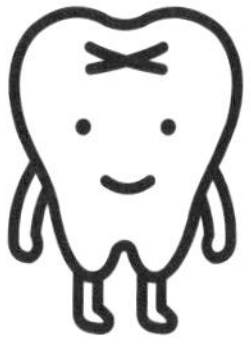

根尖病巣の治療については世界でも意見が分かれています。その理由は「根の内部を完全に無菌にすることが難しいから」です。アメリカには「根の治療自体がダメ」という団体もあります。

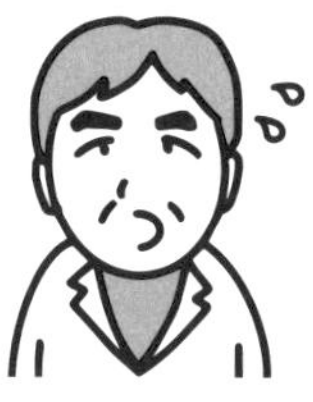

Keyword Link
高齢者の口腔ケア→P162
根尖病巣→P172

古い銀歯は除去したほうがいい？

YES

ただし、除去する際に
水銀に汚染する可能性も

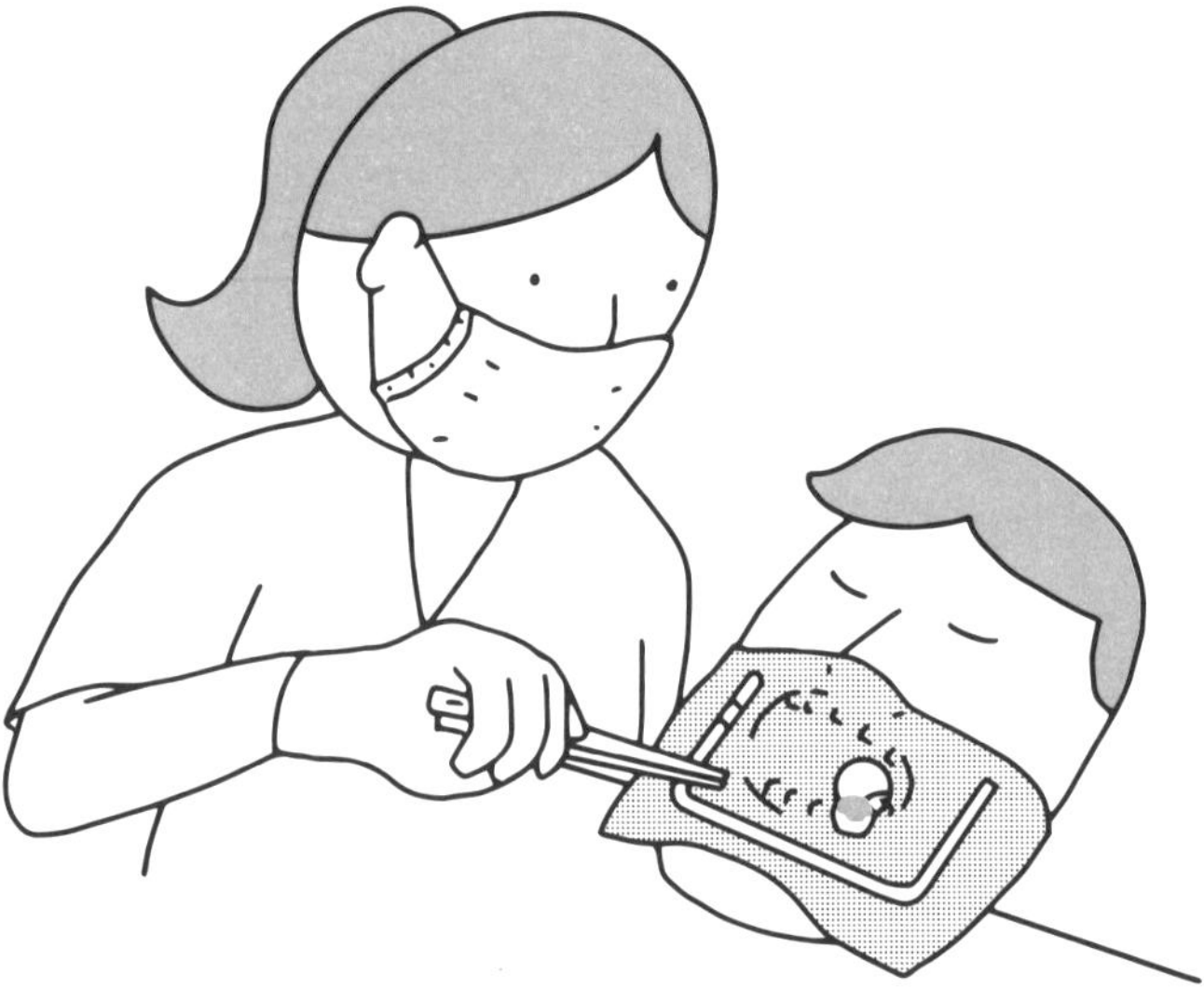

いま認知症の要因のひとつとして「治療済みの歯」のリスクが指摘されています。それは、認知症のなかに**毒物性アルツハイマー病**と呼ばれるものがあり、そのリスクとしてもっとも影響が大きいとされているのが**水銀**だからです。

こわいことなのですが、日本ではそれほど遠くない過去に水銀とほかの金属との合金である**アマルガム**（いわゆる「銀歯」です）が歯の治療に使われていました。

危険性が指摘されたため、30年ほど前から徐々に使用されなくなり、現在ではごく一部を除いて使われていませんが、過去にアマルガムによる治療を受けてそのまま残っているというケースがあります。歯に詰められたアマルガムからは1日平均1～10μg《マイクログラム》の水銀が放出されているといわれます。除去したほうがいいのですが、なんの対策もしないとアマルガムそのものやガス化した水銀を飲み込むことがあるのでとても危険です。

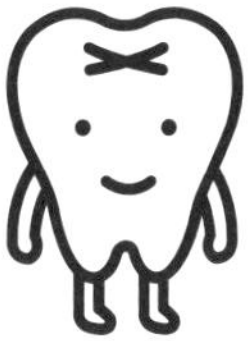

安全に除去するために、除去したアマルガムがのどに落ちないよう「ラバーダム」というカバーをして施術する歯科医を選びましょう。ラバーダムなしの除去は水銀の害を広げてしまう危険性があります。

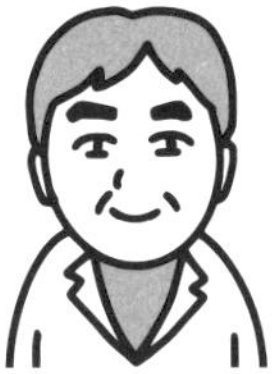

Keyword Link
ラバーダム→P174
歯のかぶせ物と詰め物→P176

痛い歯は神経を取ってしまえばいい？

NO

神経を取る治療は
再発率が高く、
歯の寿命も短くなる。
安易に取らないこと

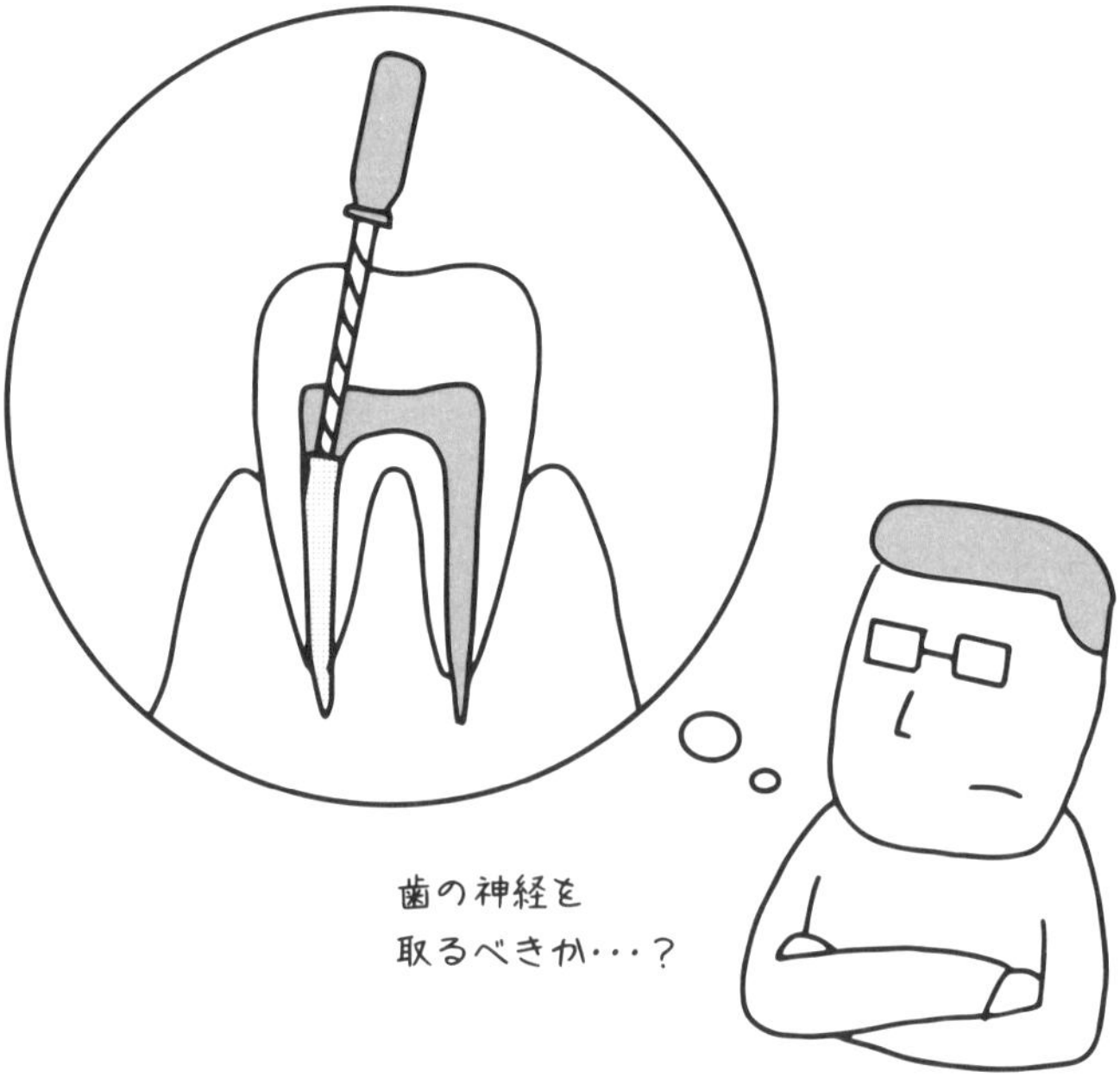

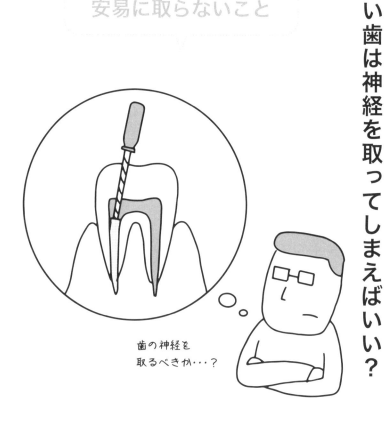

歯に痛みを感じて歯科を受診した際に、「神経を取りましょう」といわれたとき、もし「神経を取っても問題ありませんよ」という説明を受けたとしたら、大きな間違いです。

神経を取ることは一生の問題であると覚えておきましょう。

いまの歯の最新治療では、「**守るべき価値がある歯の神経は残したほうがいい**」というのが常識です。

神経を取る治療のことを、歯科では「根の治療」とか「**根管治療**」などと呼びます。むし歯が神経に達してしまった場合、神経を取り、歯の根の深い部分まできれいに掃除して封鎖するのが根管治療です。

ただし、治療の際にラバーダムを用いて細菌だらけのだ液を排除して、無菌に近い治療を行なわないと、将来的にまた炎症を起こすリスクを伴います。

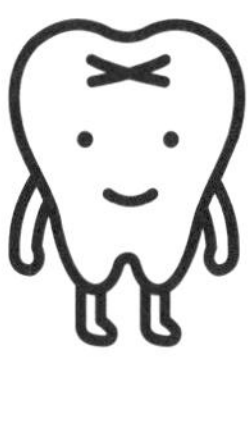

成功率の高い根管治療を行なうには、マイクロスコープの使用と、可能な限り無菌状態で治療を行なうためのラバーダムが前提となります。それらを行なっているかを前もって確認することも大切です。

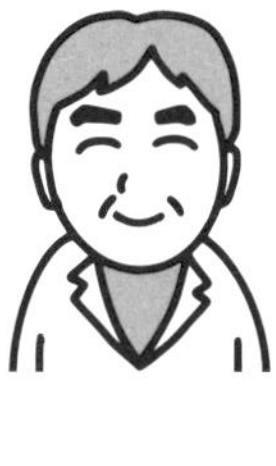

Keyword Link
根尖病巣→P172
マイクロスコープ→P175

06

歯を抜いたのだから痛みが続くのは当然？

NO

炎症があるかも。
痛みの原因を
調べたほうがいい

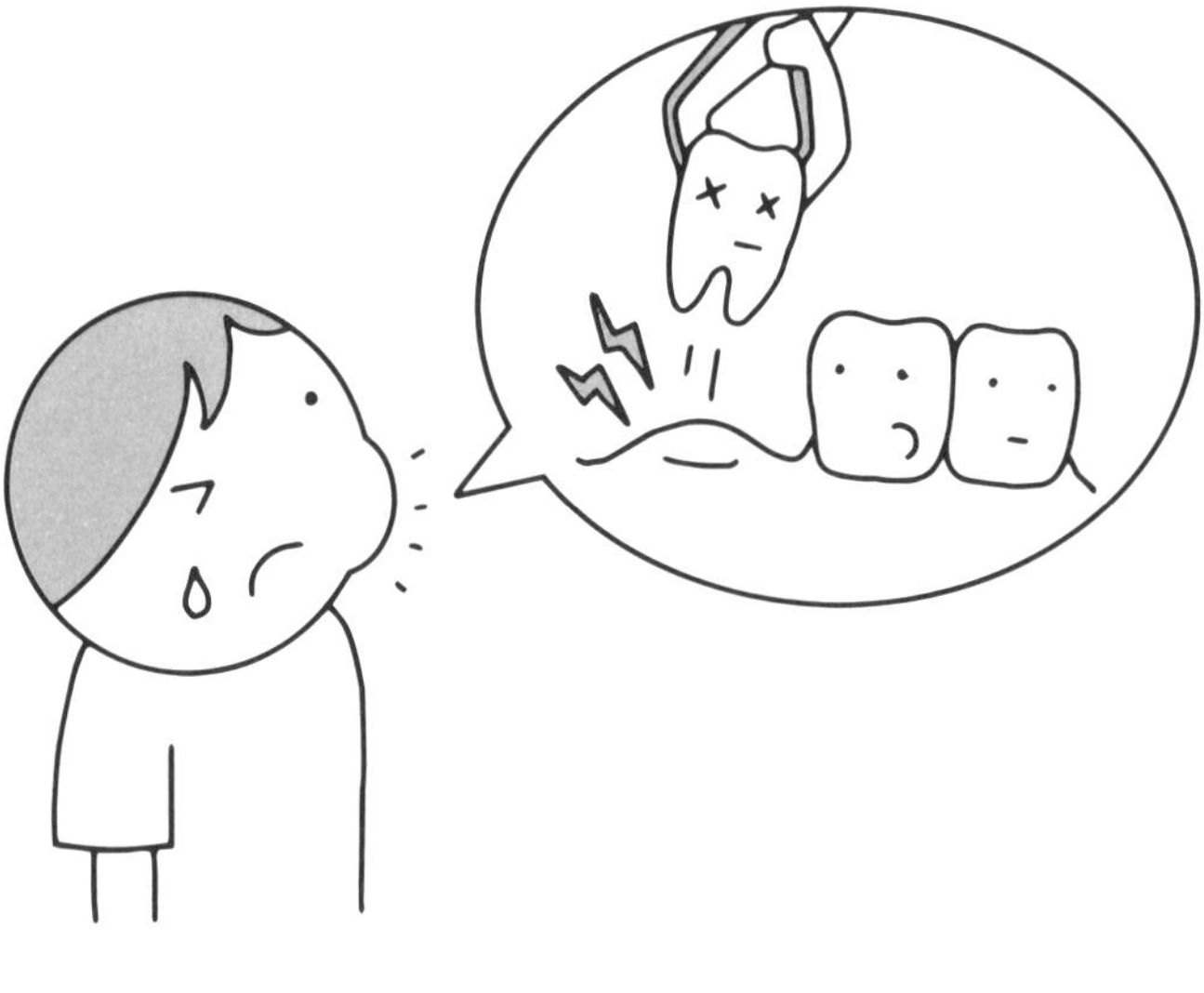

親知らずなどで歯ぐきを切開して抜歯した手術は別にして、歯を抜いたあとに痛みが3日以上続く場合は、何らかの原因で治癒が正常に進んでいない心配があります。

疲れや睡眠不足などの体調が原因で、治癒に時間がかかっているのであればそれほど問題はないのですが、術後の感染が疑われるケースでは適切な処置が必要になります。

特に下の歯の腫れは、ひどくなるとのどを塞いで窒息の危険性がある、**口腔底蜂窩織炎**《こうくうていほうかしきえん》という重篤な症状に進行してしまうこともあるので、がまんは禁物です。また、実際の経験なのですが、ほかの歯科医院での抜歯後の痛みが続き、不安になって受診した患者さんに顎骨内のがんが見つかったこともあります。

痛みが続く場合は、自己判断することなく、まずは抜歯した歯科医院に相談しましょう。炎症が進行すると歯ぐきを切開して、中にたまった膿を取り除く手術が必要になることもあります。

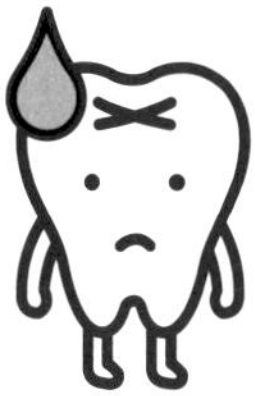

治療後の痛みが1週間以上続く場合は炎症が疑われます。放置することなく、同じ歯科医を受診して診てもらいましょう。必要があれば適切な処置が受けられる医療機関を紹介されます。

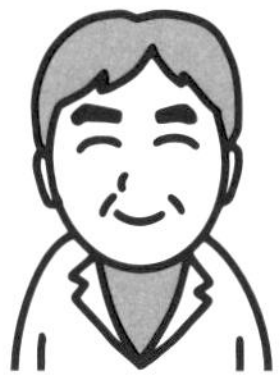

Keyword Link 歯を抜くか抜かないか→P178

07

抜歯後は必ず抗生物質を飲むべき？

NO

必要最小限にすべき。
過剰に服用すると
逆にリスクが！

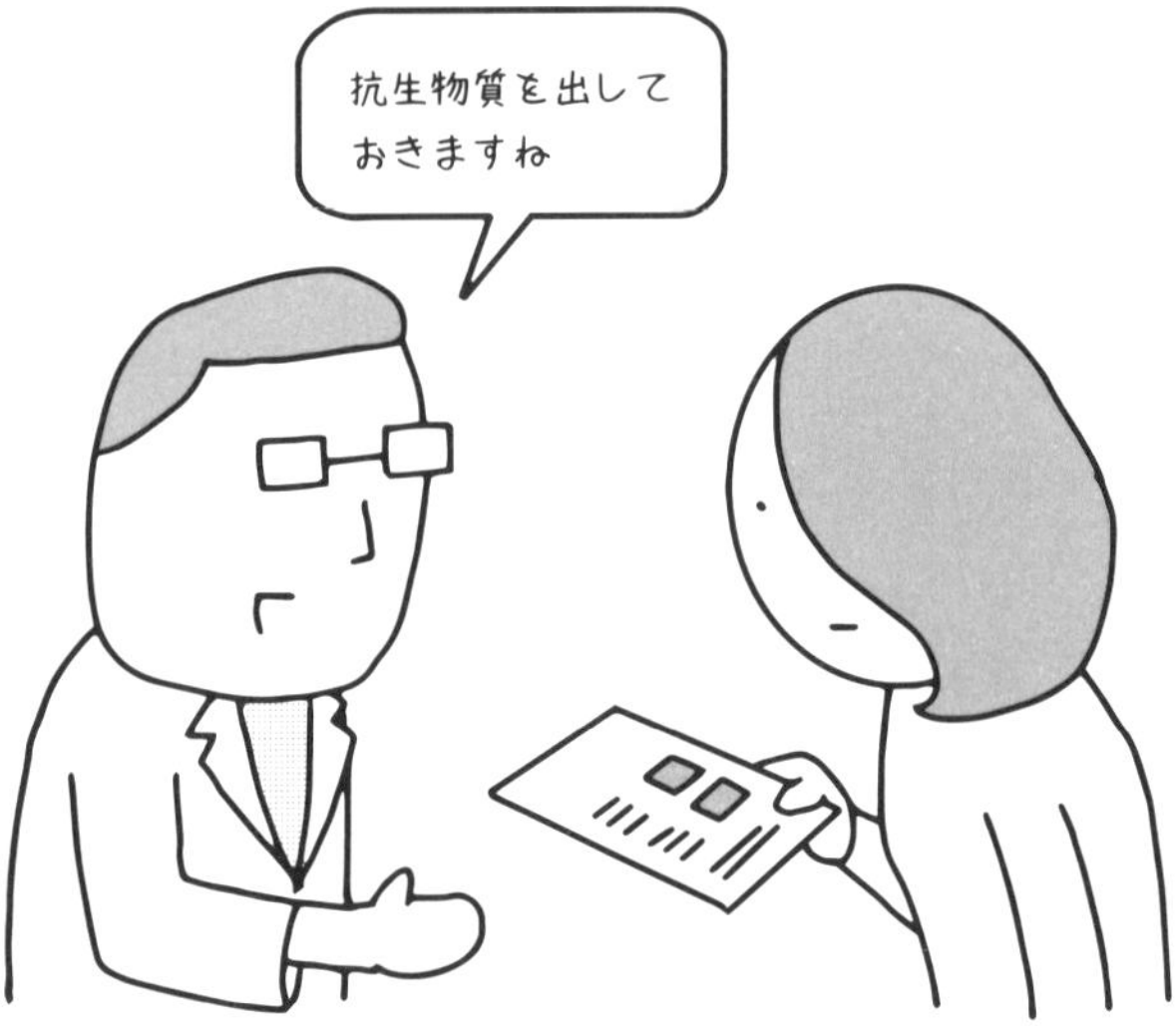

抜歯したときは、感染予防のため抗生物質を処方するのが一般的ですが、きちんと滅菌された器具を使用していて、糖尿病などの基礎疾患のない健康な方であれば、術後に感染が起こることは滅多にありません。投薬が必要な場合は、抗生物質の悪影響を最小限にするために、**術前1時間前の服用もしくは、術後24時間以内で十分**であるという見解が示されています。

このような考え方は欧米では当たり前なのですが、日本の歯科では、長い間、習慣的に術後3日間程度の抗生物質が処方されてきました。現在も漫然と行なわれています。

いまの日本で処方される抗生物質のほとんどは、広域抗生物質という、ある程度の細菌に網羅して効く抗生物質が使われています。**選択的に細菌を殺すことができない**ので、腸内細菌などほかの必要な細菌まで殺してしまい、本来持っている細菌バランスが崩れるリスクが指摘されています。

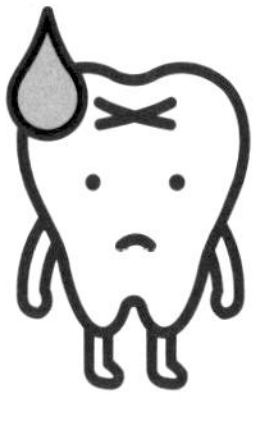

抗生物質が命を救うこともありますが、世界的にも抗生物質を多用することによる弊害、例えばＭＲＳＡといった抗生物質がまったく効かない耐性菌の出現などが問題視されています。

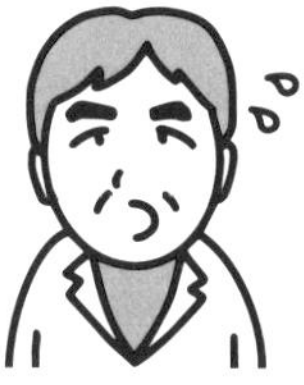

Keyword Link 感染症対策→Ｐ185

詰め物は金属よりセラミックにすべき?

YES

金属は悪影響があることも。セラミックは安全でプラークがつきにくい

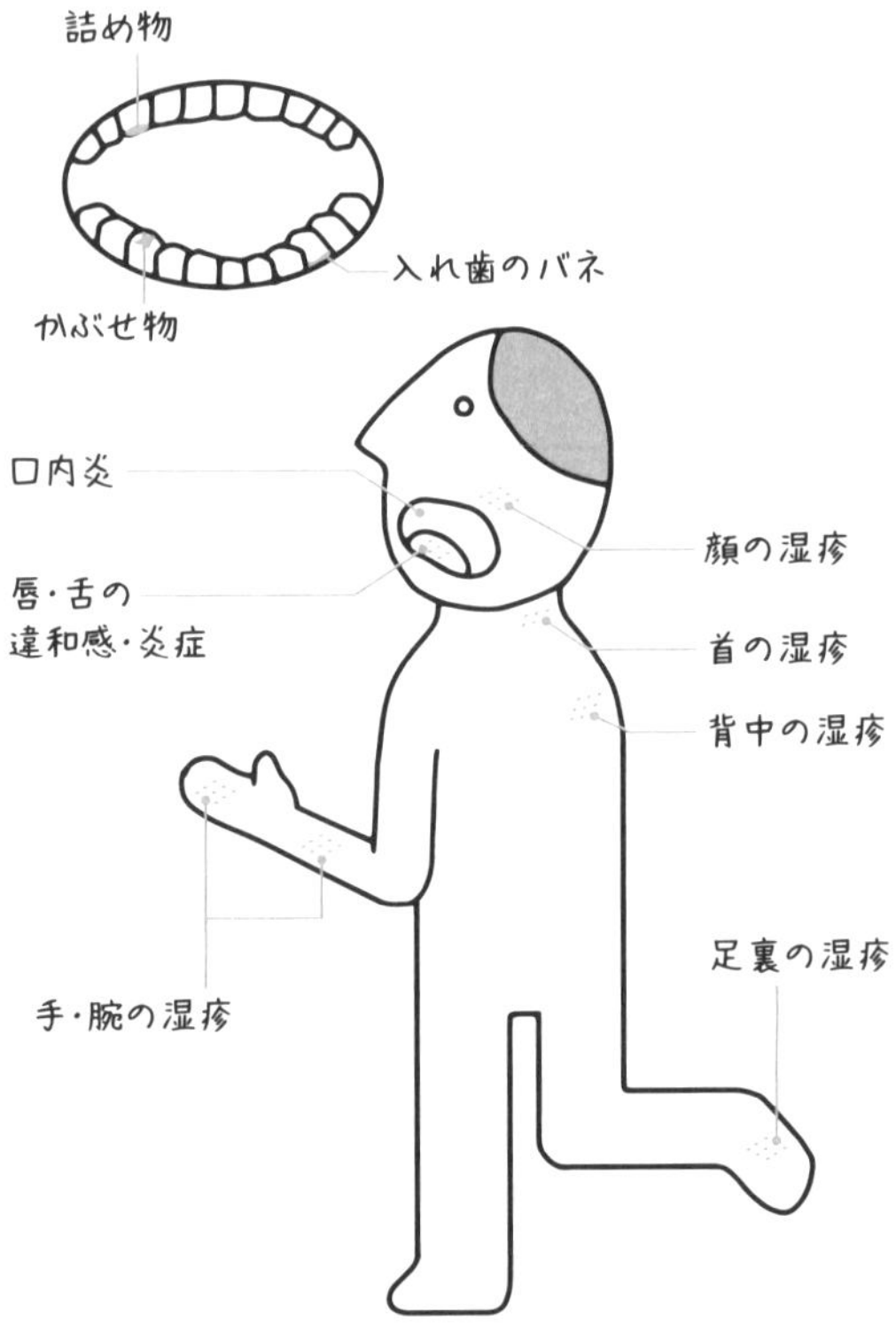

歯の治療では削ったところに詰め物をしますが、その素材はいくつか種類があります。前歯など見た目に影響する場所は、健康保険でもプラスチック製の白い詰め物が利用できますが、奥歯は基本的に銀色の**パラジウム合金**という金属が使用されます。この金属は、スウェーデンやドイツなどのヨーロッパ諸国では、歯科用金属としては不適切だと10年以上前から使用禁止になっています。そのため日本では保険適用外となっている**セラミック**が、スウェーデンでは一般的に使用されています。

また、近年はさまざまな物質に対するアレルギーが爆発的に増加して問題になっています。手足や顔面に症状が現れる歯科金属によるアレルギーもそのひとつです。

金属アレルギーはだ液で溶けた金属がタンパクと結びついてアレルゲンとなって発症します。セラミックはアレルギーの心配はありません。

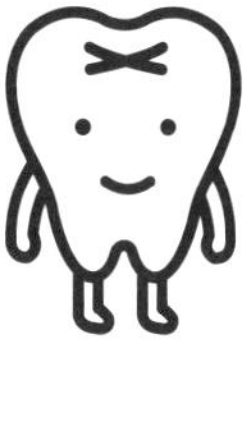

アレルギー以外にも、口腔内に金属によるガルバニー電流という電流が発生することで不定愁訴が生じる、携帯電話などの電磁波を吸収しやすいという研究報告もあります。

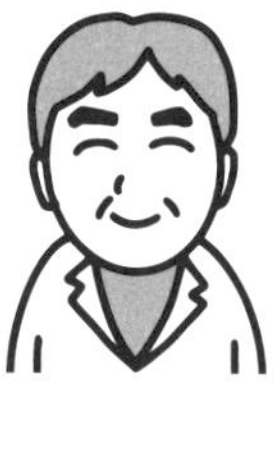

Keyword Link　かぶせ物と詰め物→P 176

これからはやっぱりインプラントがベスト？

NO

必ずしもベスト
ではない場合も。
条件をチェックすること

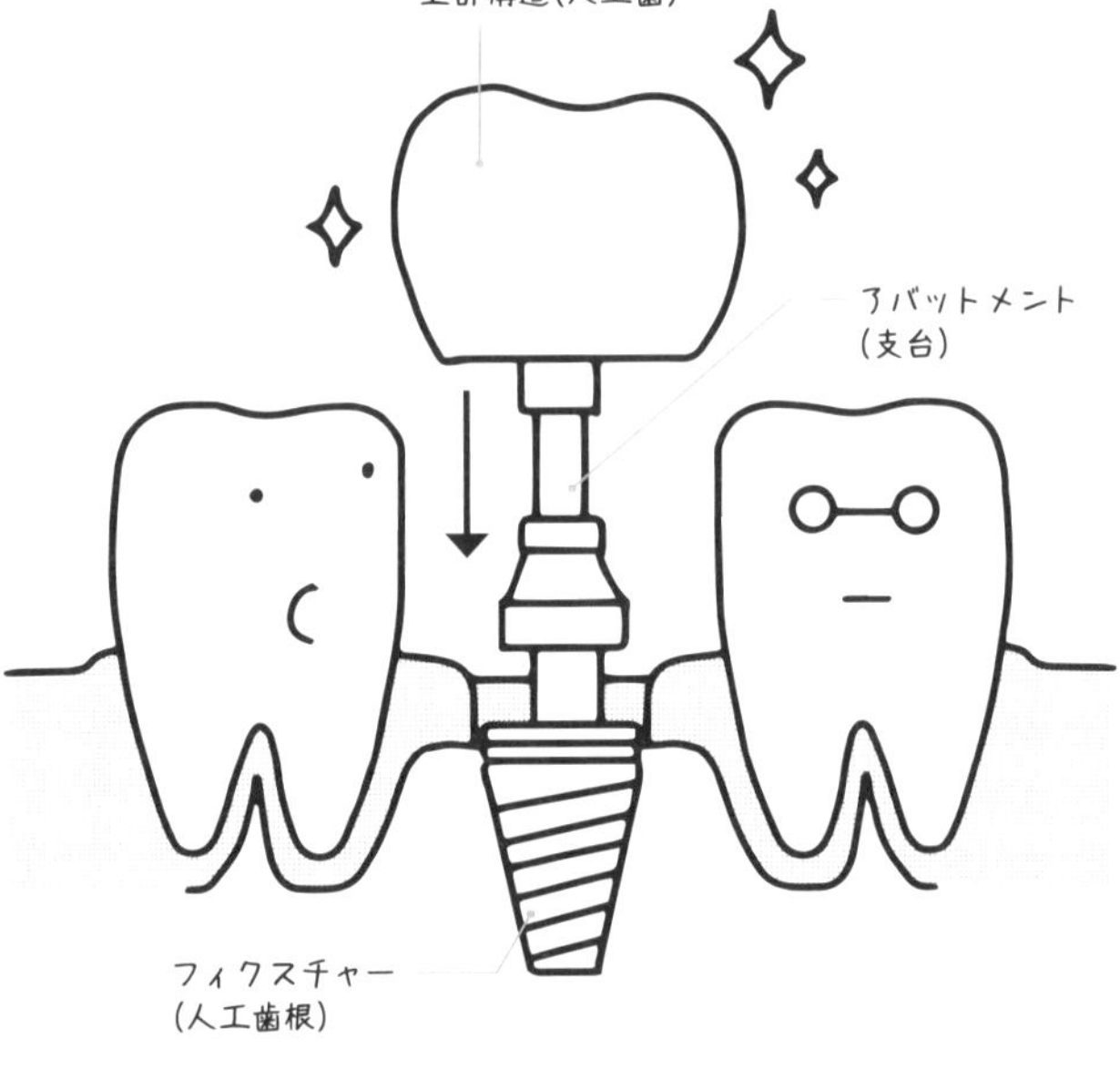

インプラントとは体内に埋め込む医療機器の総称です。一般的には歯の治療を指すことがほとんどで、歯が抜けたあとのあごの骨に金属の土台（インプラント）を埋め込み、その上に義歯をつける治療法です。インプラントの利点は義歯をしっかり固定できること、残っている歯を削るなどの負担がなく治療できることです。ただし、糖尿病や高血圧などの持病がある場合や、高齢で体力の心配がある場合は、前もって歯科医に病状を伝え、かかりつけ医と連絡を取ってもらう必要があります。また、糖尿病の方や喫煙者の方は、術後の感染だけでなく、インプラントが骨とくっつきにくい点や、将来インプラントを失う危険性が高いことを納得したうえで手術を受けましょう。

また、近年、インプラント治療の失敗は持病だけでなく、**栄養不足やストレスが要因**になるという説もあります。ご自身の食生活や睡眠時間など生活全般を見直すことも必要です。

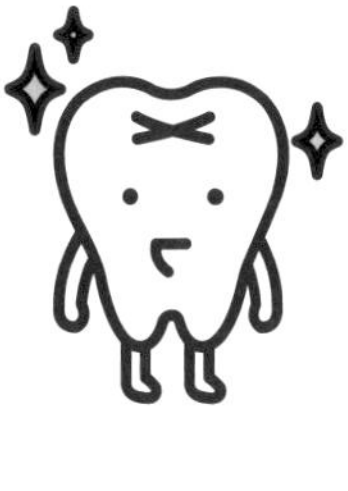

インプラント治療は診断も含め全て保険適応外となります。患者さんの生活習慣、年齢や健康状態のほか、残っている歯の状態などにより、インプラント以外の治療法が適しているケースもあるので歯科医とよく相談して決めましょう。

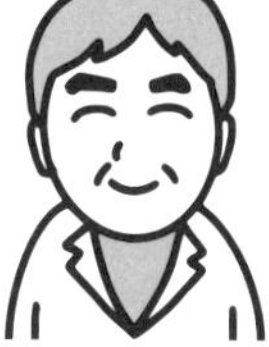

Keyword Link インプラント治療→P177

インプラントは一度作れば一生モノ？

NO

自前の歯とは違う。
歯科医院での定期的な
メンテナンスが必要

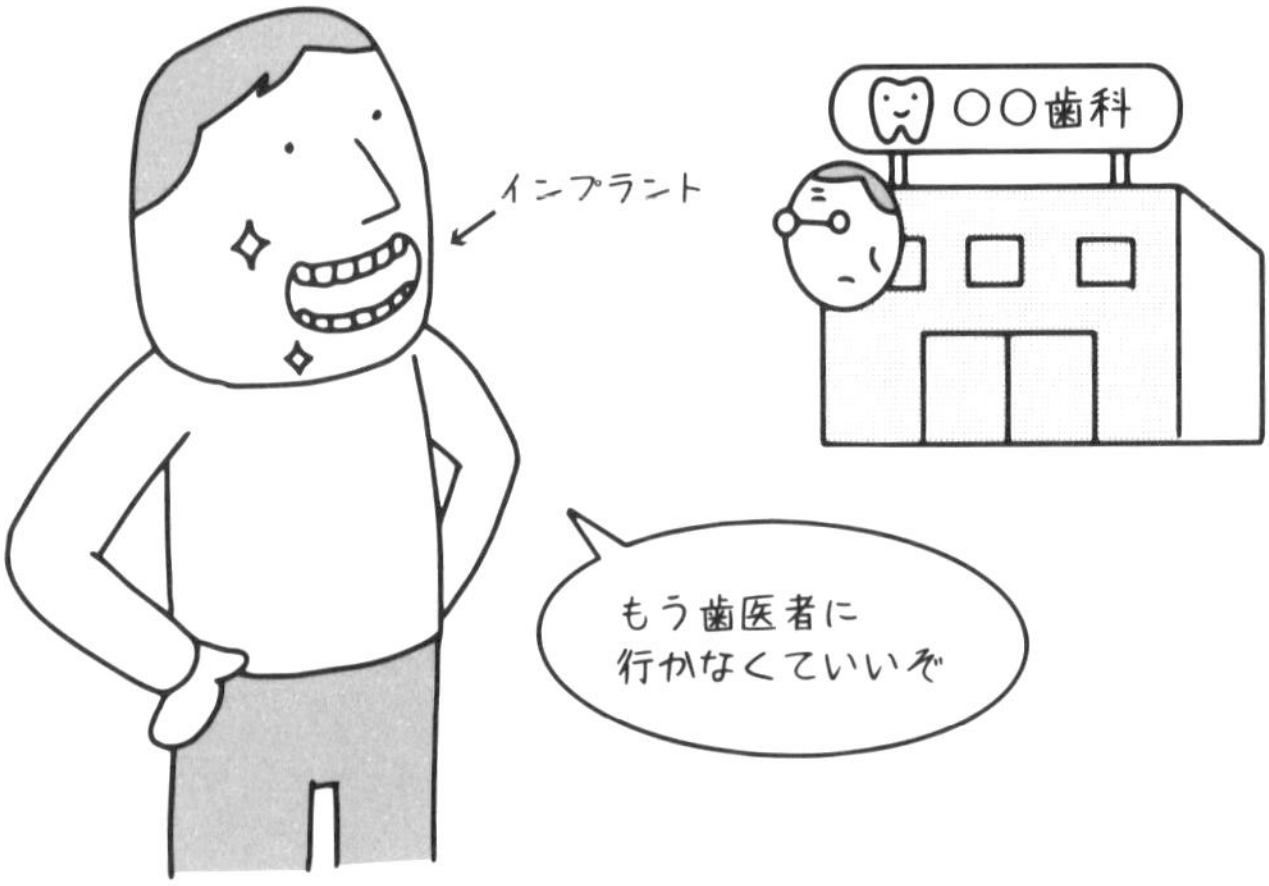
○○歯科
インプラント
もう歯医者に
行かなくていいぞ

インプラントは自前の歯に比べると炎症が起きやすく、日常の十分な歯磨きだけでは不十分で、定期的なメンテナンスを受けないと周囲に炎症（**インプラント周囲粘膜炎**）が起こってしまうことがあります。これを放置すると、まだ治療法が確立されていないインプラント周囲炎へ移行して、インプラントを外さないといけなくなるケースもあるので、**歯科医院での定期的なチェックとメンテナンスが絶対に欠かせません**。

また、自前の歯の場合は骨と歯の間に歯根膜《しこんまく》（歯周靭帯《ししゅうじんたい》）という、あごの骨や歯にかかる力を逃すクッションのような役割をする組織があるのですが、インプラントはあごの骨に直接、金属の土台を埋め込み、固定しています。噛み合わせに問題がある場合は、あごや歯に過剰な力が加わってインプラント部分のかぶせ物が割れてしまうケースもあります。噛み締めへの対処や定期的な噛み合わせのチェックも必要です。

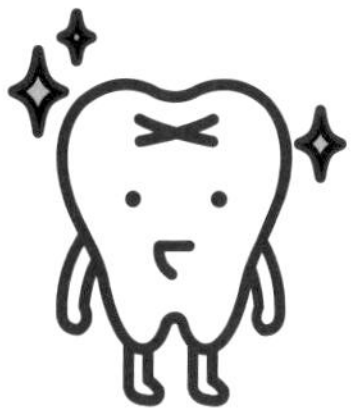

インプラントはきちんとケアすれば10～15年以上もつといわれます。治療の選択肢のひとつではありますが、インプラントに精通し、治療後の定期的なメンテナンスをきちんとしてくれる歯科医を選ぶことが重要です。

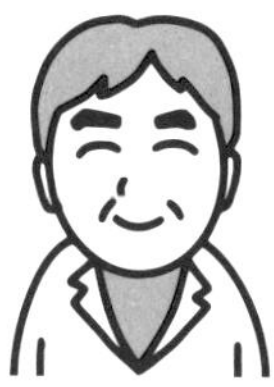

Keyword Link インプラント治療→P177

治療方法は歯科医におまかせするのが一番？

NO

選択肢が複数
ある場合も。
自分でも調べてみよう

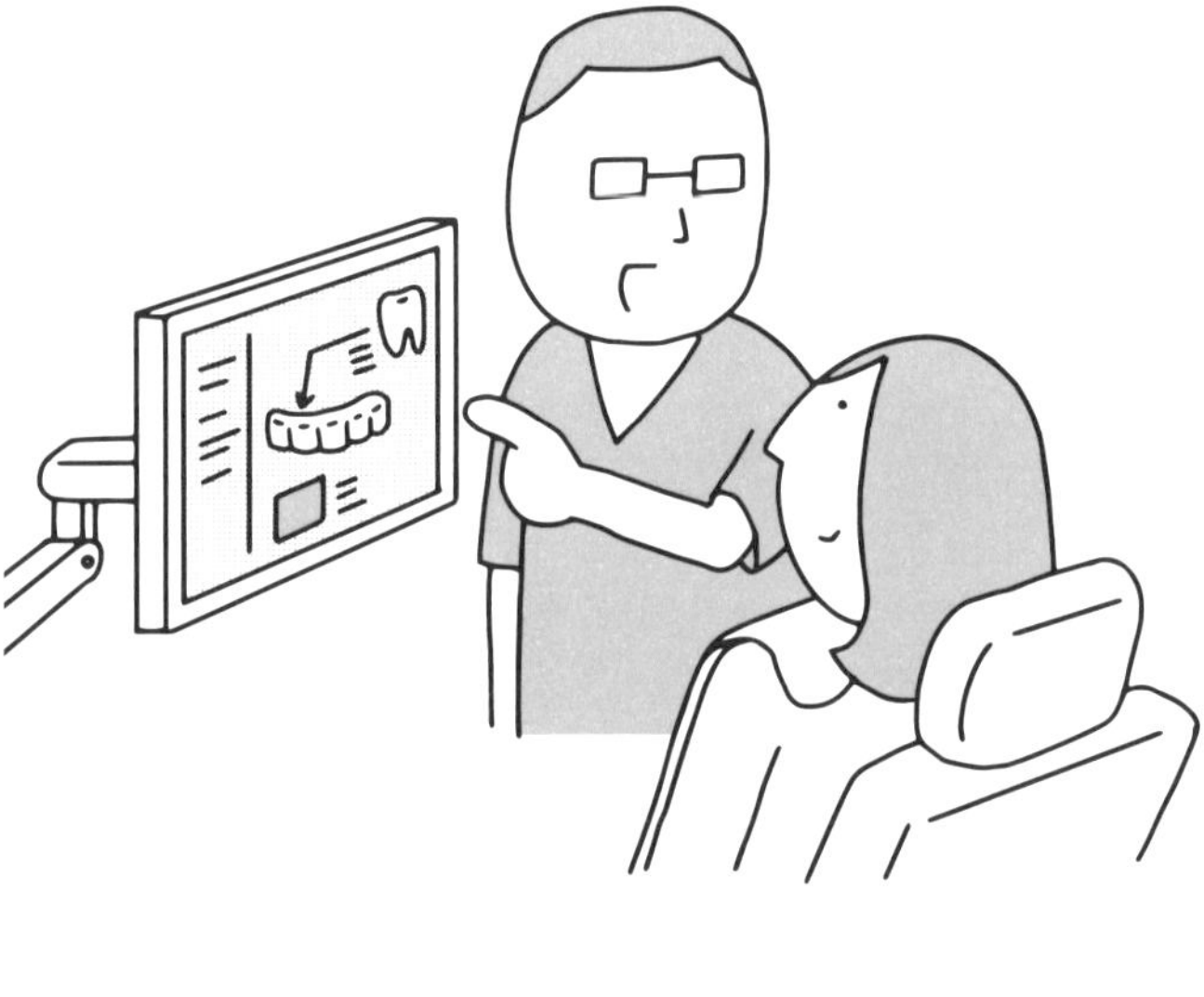

医療技術は日進月歩で進歩しています。歯科も同じで、新しい治療法がどんどん開発されています。そして、どの治療を選ぶのかは歯科医によって異なります。

詰め物やかぶせ物を例に、わかりやすく説明しましょう。

部位や症例にもよりますが、現在、保険適用になっている素材はレジン（プラスチック製）、金属（金銀パラジウム合金）、ハイブリッドセラミックですが、それ以外にも金（ゴールド）、オールセラミック、メタルボンド（中は金属で外はセラミック）、ジルコニアなど種類がたくさんあります。

それぞれメリットとデメリットがありますし、かかる費用も異なります。**自分の予算に合って、体に優しく安全で、できるだけ長持ちするものを選ぶこと**をおすすめします。歯の治療は一生に関わります。おまかせではなく、どのような治療があるのか、あとで後悔しないためにも自分でも調べましょう。

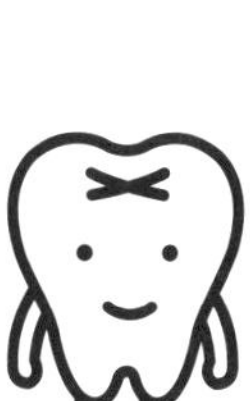

これがベストと推奨してくれる治療法のほか、保険外も含めて複数の治療法を提示して、選択肢を与えてくれる歯科医での治療が望ましいでしょう。きちんと説明があるかどうかも判断基準になります。

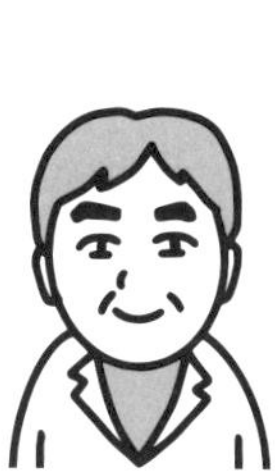

Keyword Link
かぶせ物と詰め物→P176
歯科医を選ぶ注意点→P184

歯はしっかり磨いたほうがいい？

NO

力を入れすぎると
歯ぐきがやせてしまう

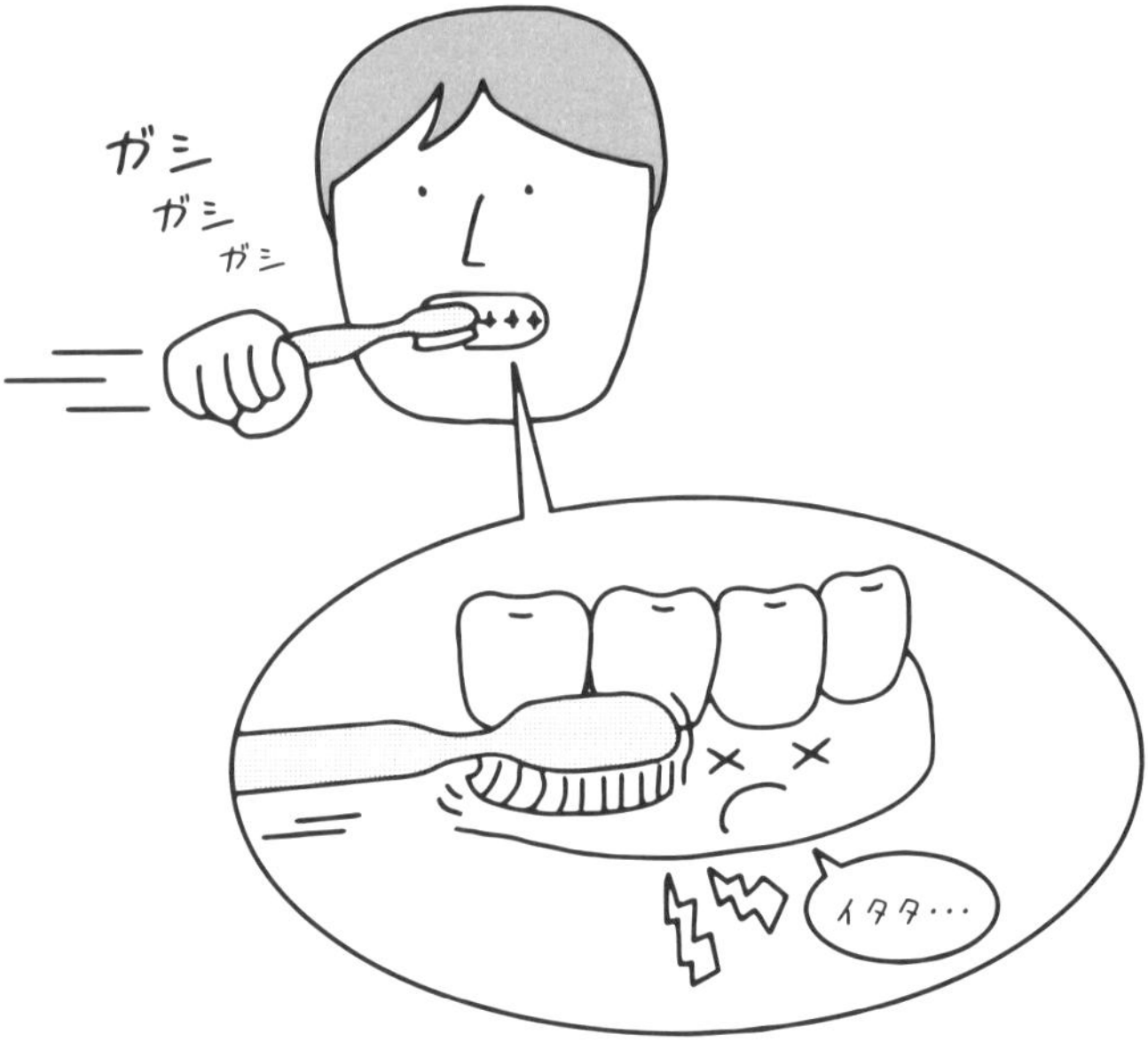

歯磨きをするときゴシゴシと力を入れて磨いている人がいますが、これは大きな間違いです。**歯の汚れは歯ブラシの毛先の弾力で十分に落ちます**。力の加減よりも、歯ブラシの当て方と動かし方がきれいに磨くポイントです。

ゴシゴシと力を入れて磨いていると、歯ぐきにダメージを与えてしまいます。それでなくても、歯ぐきは加齢とともにやせていき、骨量も減少していくもの。年をとると歯にすき間ができて食べ物が挟まりやすくなるのは、歯ぐきのやせも関係しています。食べ物が挟まりやすいということは、むし歯や歯周病になりやすくなるということです。

基本的に、減ってしまった歯ぐきは、自宅のケアで増やすことはできません。歯ぐきを減らさないように正しいやり方で歯を磨きましょう。すでにすき間ができてしまっている場合は、歯に合ったケアを行なうことがむし歯予防になります。

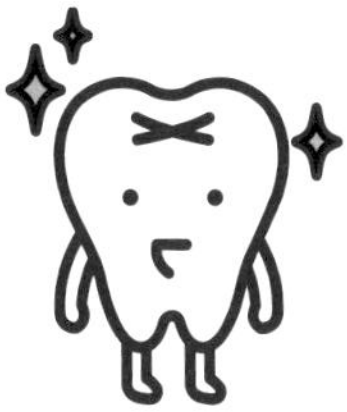

歯ブラシは力を入れず、まっすぐ横にリズミカルに動かして汚れを落とします。バイオリンの弓を動かすようなイメージ。シャカシャカという音がすればきれいに磨けているサインです。

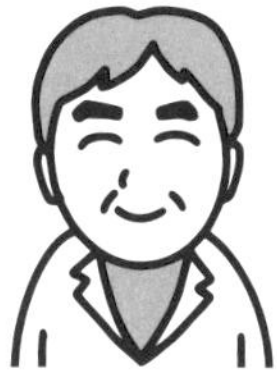

Keyword Link 適切なブラッシング→P136

食べたらすぐに歯を磨くべき？

NO

直後でなくて大丈夫。
食後30分〜1時間
を目安に磨こう

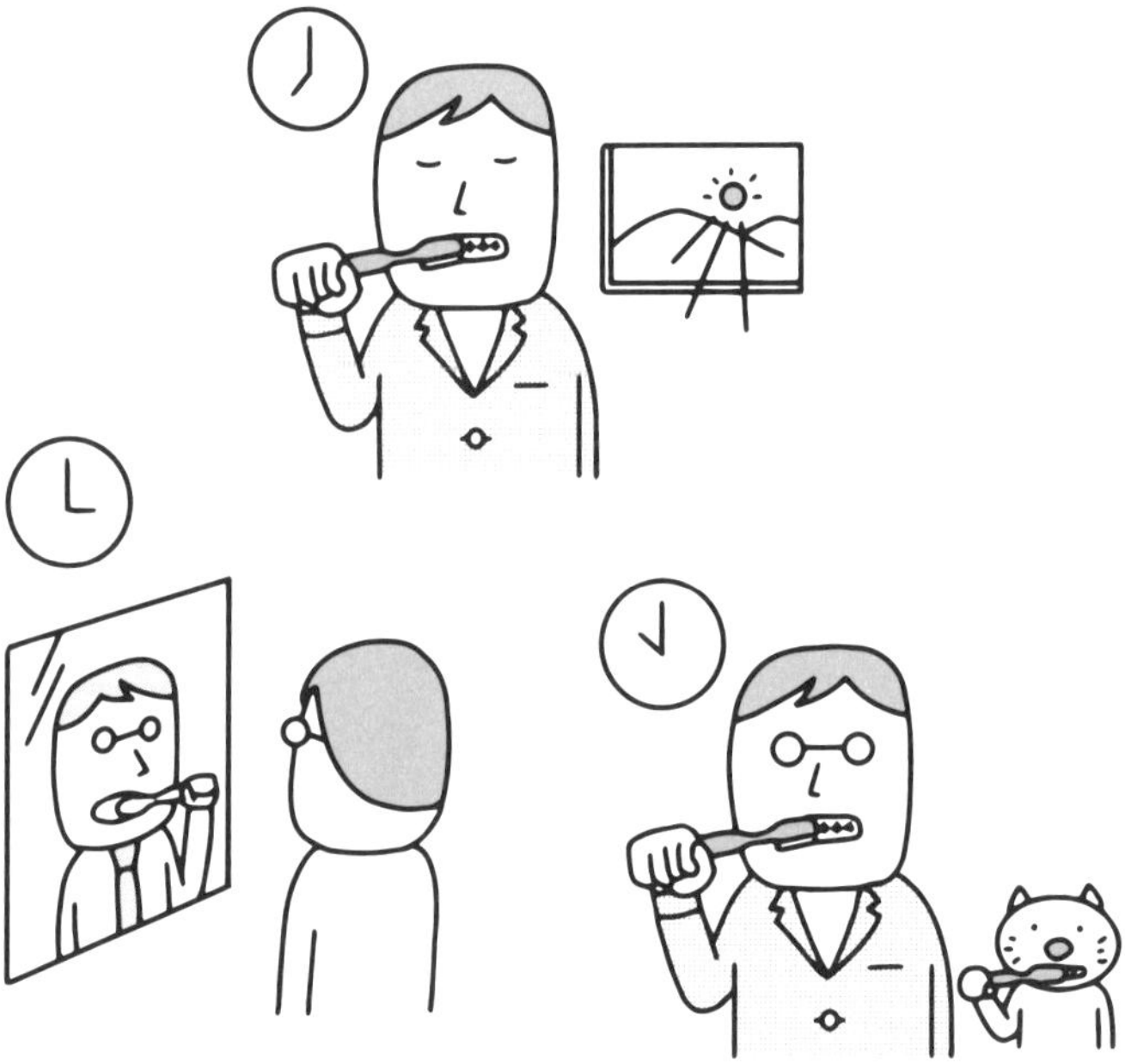

歯磨きのタイミングは専門家のあいだでも意見が分かれています。基本的には食後すぐに磨いたほうがいいと言われています。なぜなら、**歯磨きの目的は歯にバイオフィルムがつくのを防ぐこと**だからです。バイオフィルムは食後8時間ほどでつくられ、24時間以上経つと白血球が反応して炎症が起きます。

バイオフィルムの形成まで8時間あるので、食後すぐに磨かなくても大丈夫ですが、時間が経つほどバイオフィルムのくっつきは強固になります。昼食後の歯磨きを怠ったら、朝と夜の歯磨きの間は12時間以上空くことになります。そうならないためにも、毎食後の歯磨きが、むし歯予防には大切なのです。

ただし、食生活などが原因で歯のエナメル質が溶け出す「酸《さん》蝕歯《しょくし》」になっている場合は、食後すぐに歯磨きをすると歯がすり減ってしまうという報告があるので、**食後30分〜1時間経ってからの歯磨きがいい**とされています。

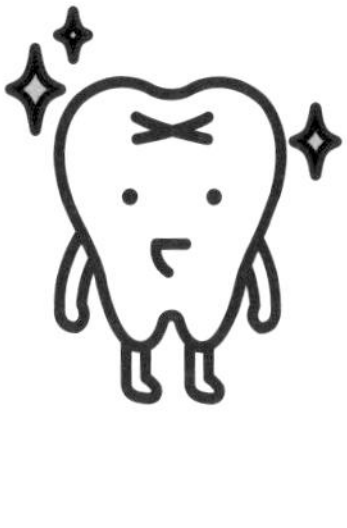

舌で歯をなぞったときにヌルヌルした感触がある場合は、そこにバイオフィルムができています。放置するとむし歯や歯周病の原因になるので、食後でなくても歯を磨いてヌルヌルを落としましょう。

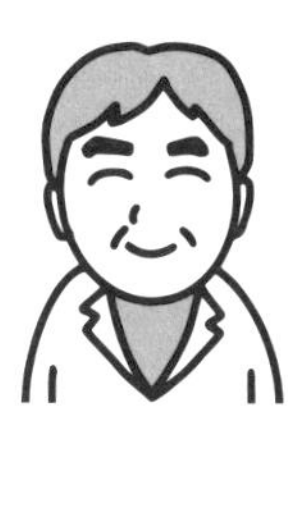

Keyword Link
バイオフィルム→P123〜129
酸蝕歯→P144

舌も磨いたほうがいい?

YES

ただし、ゴシゴシ
磨くのはNG。
やさしく磨こう

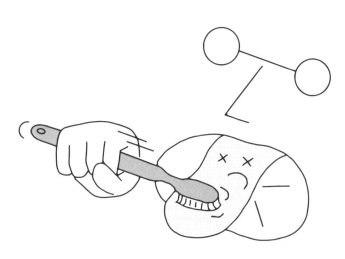

舌に白いコケのようなものがついていることがあります。これは「舌苔《ぜったい》」と呼ばれるもので、細菌や食べカスなどが舌の表面に付着したものです。舌苔では細菌が増殖しており、口臭の要因になるといわれ、舌も磨いてきれいにしましょうとすすめる専門家もいます。

ただし、やりすぎは禁物です。舌の粘膜は歯と違ってデリケートです。ゴシゴシと磨いたり、1日に何回も磨いたりしていると、舌を守る粘膜が傷ついてしまいます。

舌磨きは1日に1回まで。舌苔の付着量が多い朝の歯磨きのときに行ないましょう。舌専用のブラシが市販されていますし、歯ブラシを使ってもかまいません。ブラシは奥から手前へと動かします。鏡を見ながら舌苔がついているところをやさしくなでるようにして磨きます。磨いたあとにヒリヒリしている場合は力を入れすぎているので、力の入れ加減を調整しましょう。

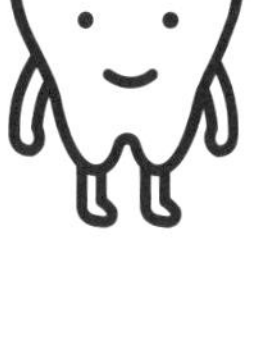

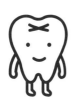

最新の研究報告で新型コロナウイルス（SARS-CoV-2）を活性化させたり、細胞内に侵入しやすくさせたりする物質が、歯肉や舌の上に存在していることがわかりました。舌磨きが予防に役立つかもしれません。

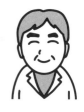

Keyword Link 適切なブラッシング→P136

うがい薬はカゼ予防だけでなく、むし歯予防にも効果的？

NO

かえって口腔内の細菌バランスが崩れてしまう！

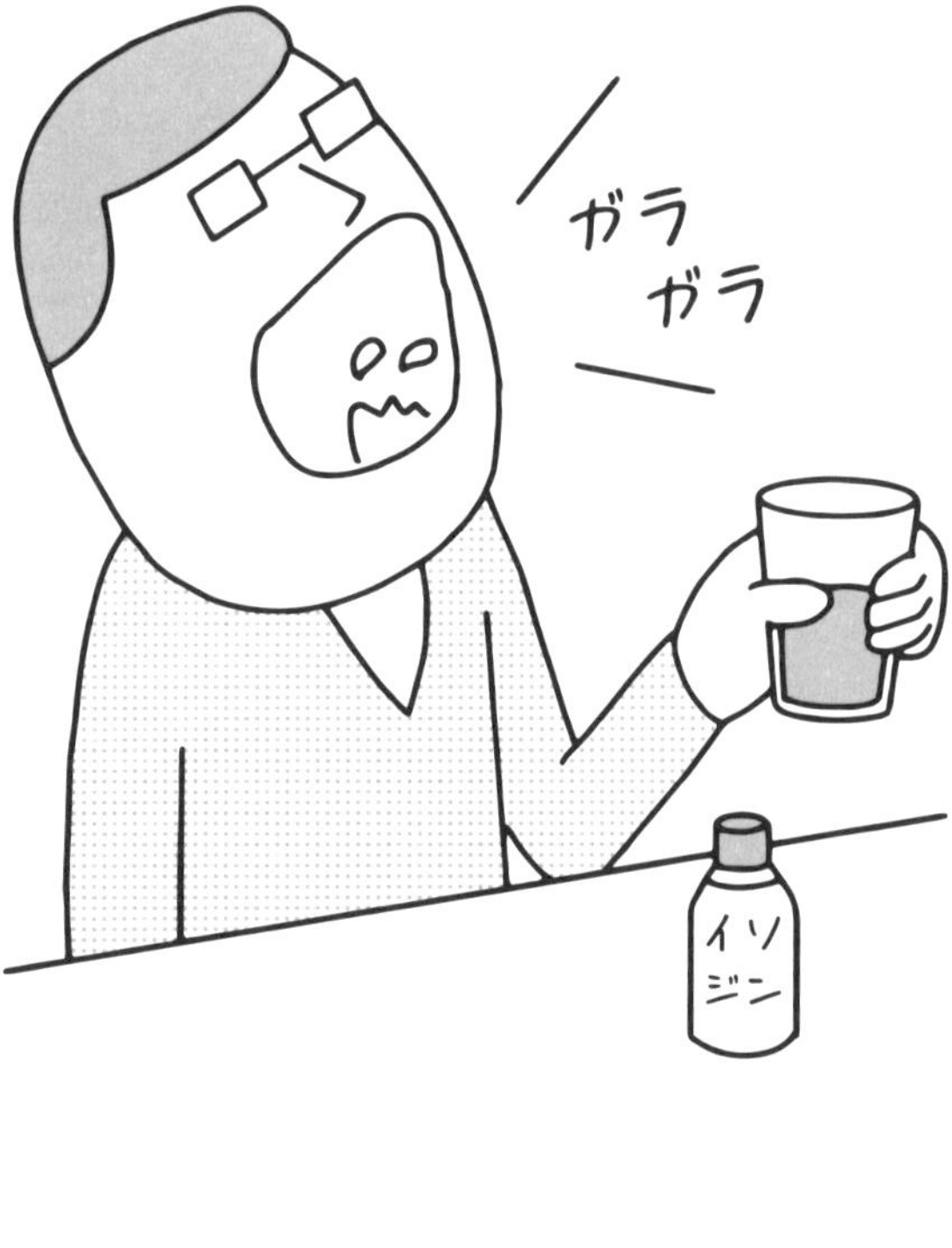

カゼ予防としてうがい薬での消毒を、一日に何回も行なう人がいるようですが、**口腔内の細菌バランスを崩してしまう**のでおすすめできません。そもそも、うがい薬はカゼの予防には適していないことを示すエビデンスもあるくらいですから、予防目的で行なうものではないことを知っておきましょう。

一般的なうがい薬には**ポビドンヨード**など殺菌力の高い薬剤が含まれています。細菌やウイルスを不活化することができますが、多用すると体を守るよい細菌まで殺してしまったり、抗菌成分に対して抵抗性を持つ細菌が増えてしまったりして、口腔内の細菌バランスを崩すことになってしまいます。また、アルコールが含まれるうがい薬は、炎症がある（のどが腫れている）場合は禁忌（使ってはいけない）です。

京都大学健康科学センターの研究でも、カゼ予防が目的の場合は水うがいで十分という結果となっています。

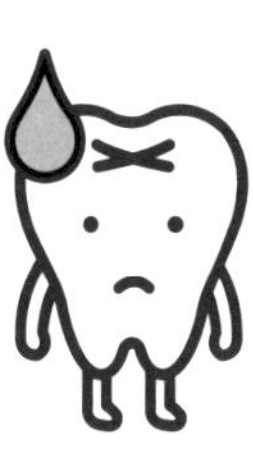

セルフケアが難しい高齢者や、事情があって長期間、口腔ケアができない場合などはうがい薬の効果も期待できますが、極端な使用は口腔内の細菌バランスを崩してしまうのでおすすめしません。

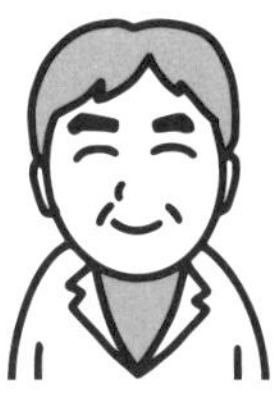

Keyword Link
ココナッツオイルプリング→P158
うがい薬や洗口液→P166

05

重曹《じゅうそう》でうがいをすれば歯が丈夫になる？

NO

理論的には○。
ただし、実際の効果は？
エビデンスはない

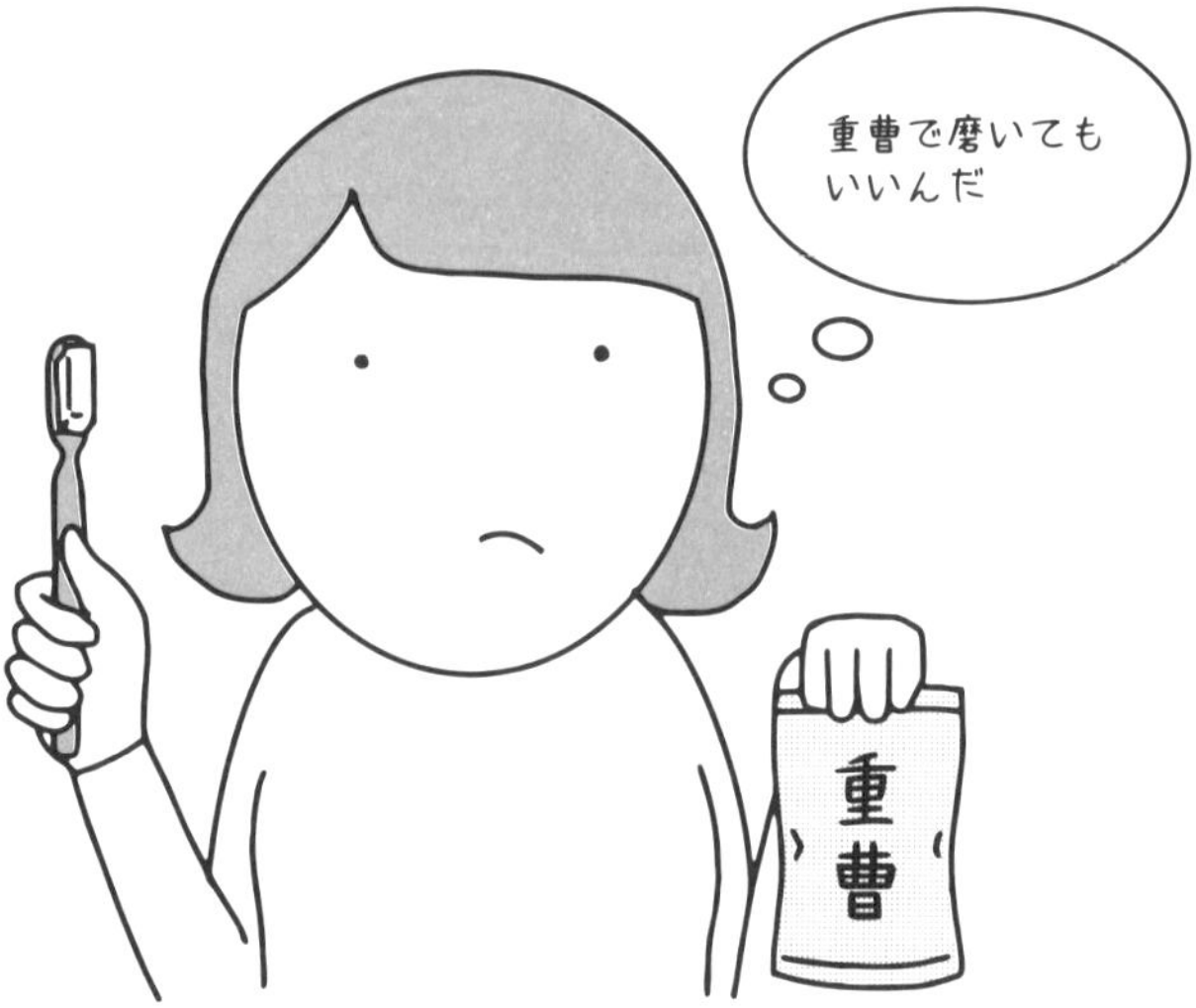

重曹の正式名称は「炭酸水素ナトリウム」で「重炭酸」「ベーキングソーダ」とも呼ばれます。点滴ややけどの治療薬として用いられたり、掃除に使われたり、菓子を膨らませたりするときに使われます。

また、歯を白くする、初期のむし歯を治す、口臭予防、歯石予防など口腔ケアの万能薬として、重曹でのうがいや歯磨きをすすめる専門家もいます。「医療用」「工業用」「食用」があるので用途に合ったものを選んで使う必要があります。

医療用、食用の重曹であれば、うがいや歯磨きに利用しても問題はありません。**重曹には口腔内を中性にする作用があります。**一般的に口腔内のpHが7・0のときが中性、7・0より低いと酸性で高くなるとアルカリ性です。pHが6・6以下になると悪玉菌が増殖してむし歯になりやすいとされているので、重曹がむし歯予防に役立つという理論は間違いではありません。

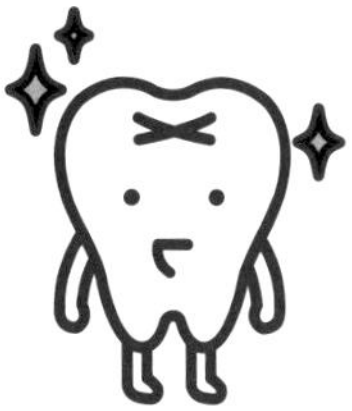

重曹の作用は、実はだ液に備わっている作用と同じ。何かを足すよりも、よく噛んで食べたり、マッサージなどでだ液を増やしてむし歯や歯周病を予防するほうか得策です。

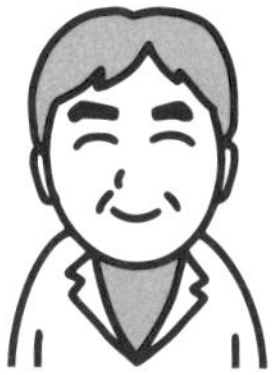

Keyword Link だ液の効果→P152

睡眠中の歯ぎしり対策にマウスピースを利用している

NO

マウスピースは
歯へのダメージ予防。
歯ぎしり治療用ではない

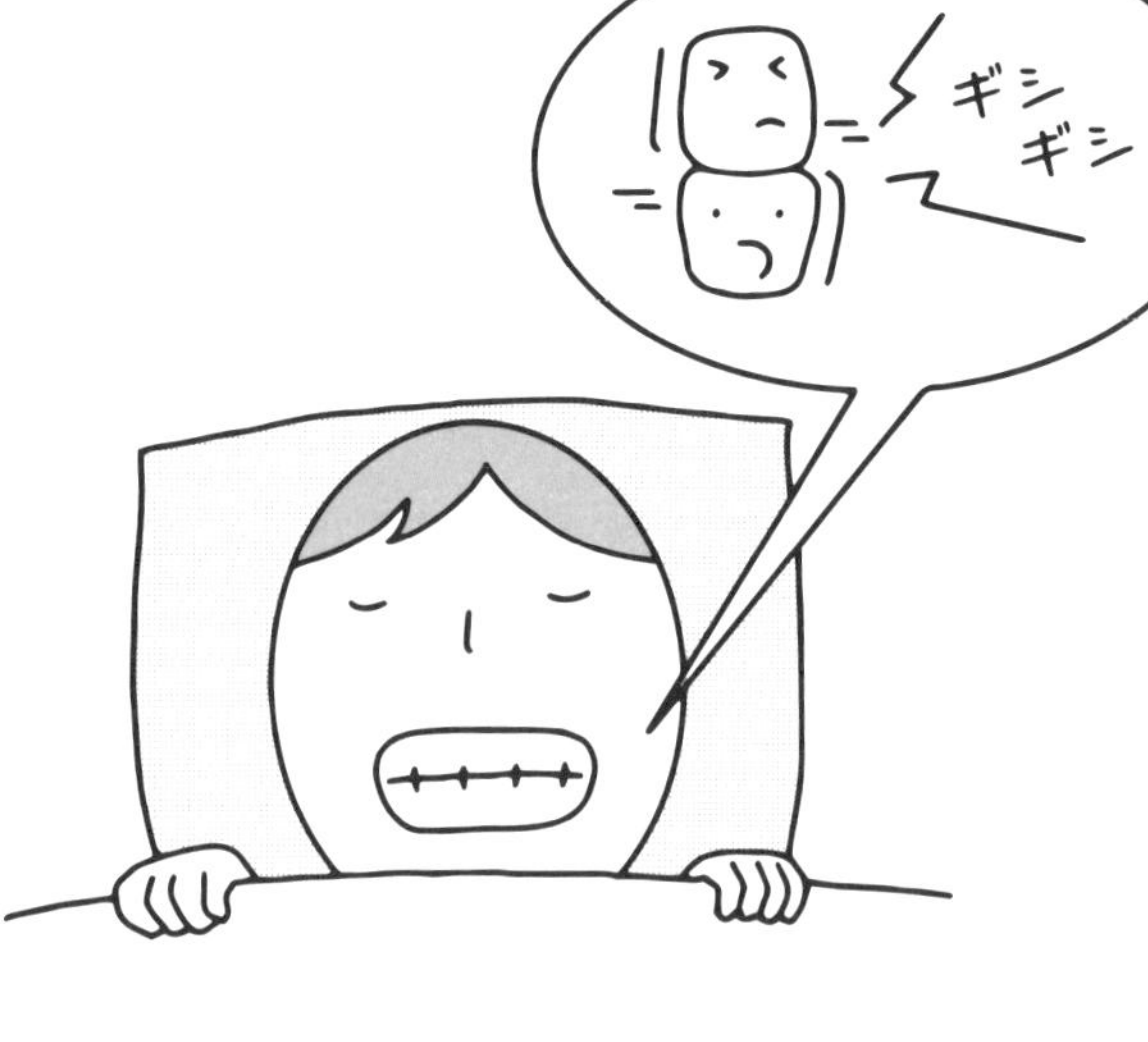

むし歯や歯周病など歯科医でチェックしても歯のトラブルがないのに歯が痛んだり、朝起きたときにあごが疲れていたりする場合は、寝ている間の歯ぎしりや歯の食いしばりが疑われます。予防のために**マウスピース**を装着している人がいますが、**マウスピースをしても歯ぎしりはなくなりません。**

マウスピースは1本の歯にかかる負担を軽くして、歯のすり減りを予防するためのものです。歯ぎしりそのものを予防するわけではないので、根本的な解決にはなりません。寝ている間の歯ぎしりや歯の食いしばりは、歯のすり減りや変形、顎関節《がくかんせつ》症《しょう》（あごや頭の痛み、口を開けにくいなど）の要因となるので、根本的な解決が望ましいことはいうまでもありません。

また、マウスピースの長期間の使用は、筋紡錘《きんぼうすい》というあごの筋肉内にある、筋肉の長さを察知するセンサーを狂わせてしまうことがあります。

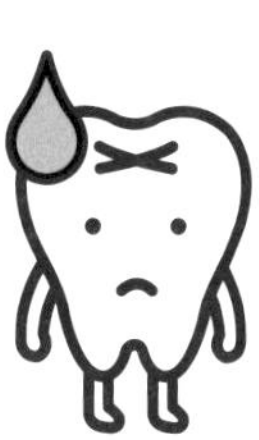

これはあまり知られていないのですが、歯ぎしりや食いしばり癖があると、歯のエナメル質に亀裂が入り、その部分に細菌がたまり、むし歯の原因になることがあります。

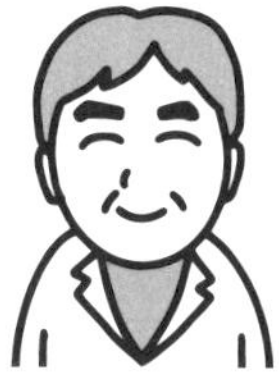

Keyword Link
噛み合わせ→P148
咬筋マッサージ→P150

入れ歯はむやみに外さないほうがいい？

NO

つけっぱなしは
衛生的によくない。
歯周病や口臭の
原因になる

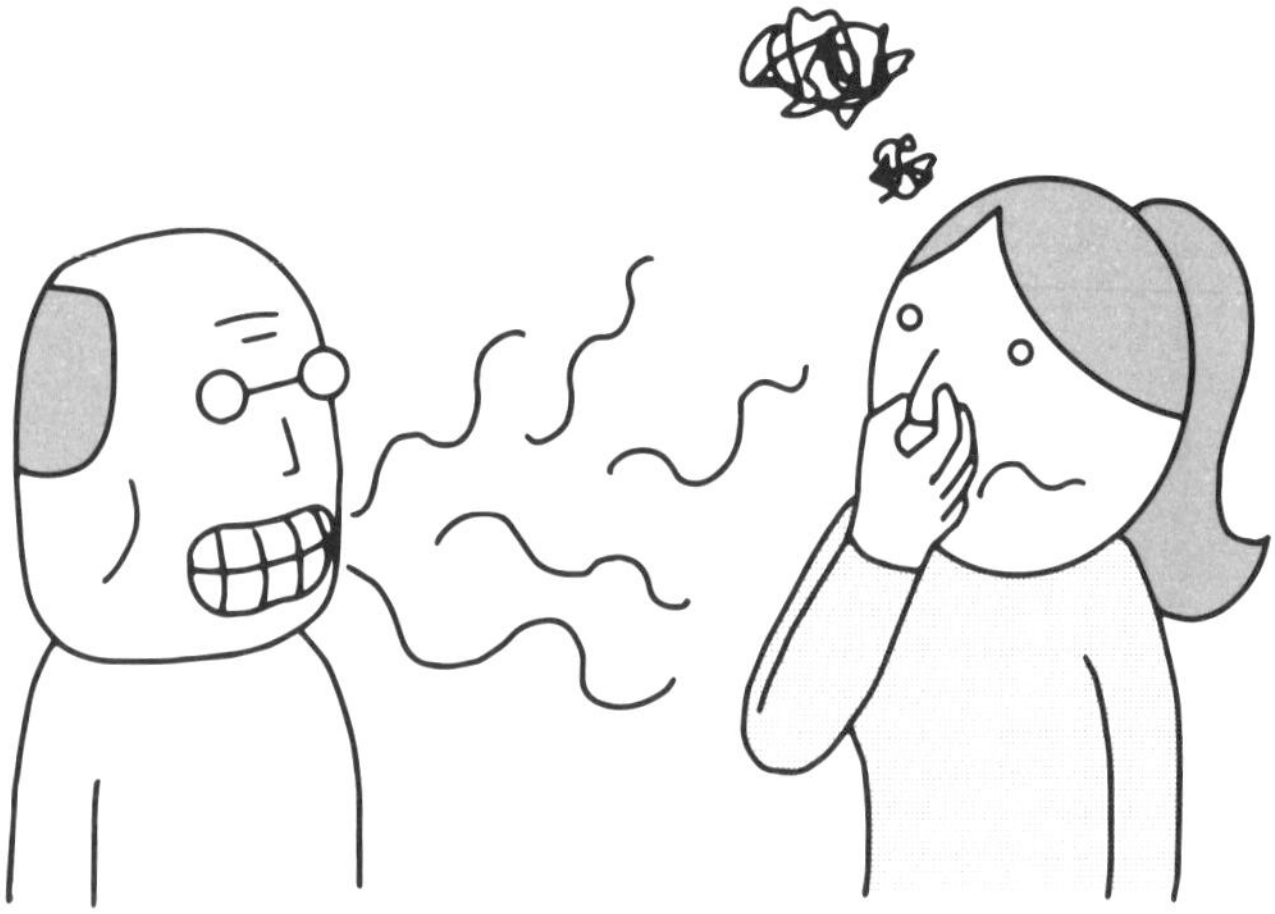

入れ歯をしている人のなかには、めんどうだからとずっとつけっぱなしにしている人がいるようですが、食後には入れ歯を磨き、寝る前には入れ歯を外して保管するのが基本です。

入れ歯をつけたままにしていると、口腔内の細菌が増殖しやすく、むし歯や歯周病の原因になります。**食後に歯磨きをするのと同じように、食事のたびに外して洗いましょう。**

入れ歯と口腔内の粘膜や筋肉、骨がぴったり合っていて、正しい噛み合わせができる場合は、寝ているときにも外さなくていいという意見もありますが、その場合、適切な歯科でのメンテナンスが必須です。

残っている歯の本数が少なく入れ歯を外すとあごが不安定になったり、口元がゆるんで口呼吸になって**睡眠時無呼吸症候群**のリスクが高くなったりする場合は、入れっぱなしにすることもありますがこれは特殊なケースです。

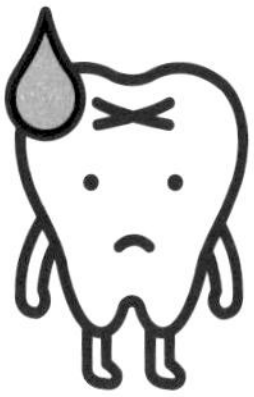

睡眠中はだ液の分泌がほぼなくなります。入れ歯を入れっぱなしにしていると、入れ歯と歯、歯肉のすき間で細菌が繁殖しやすく、口腔環境を悪化させるリスクが高まります。

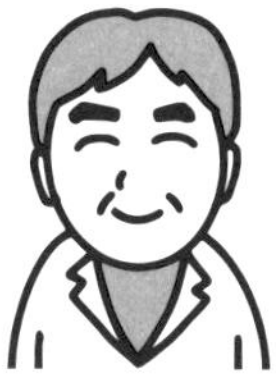

Keyword Link 入れ歯のケア→P164

雑菌が心配なので入れ歯は毎日煮沸消毒している

NO

高温で変形することも。60度以上のお湯にはつけないこと

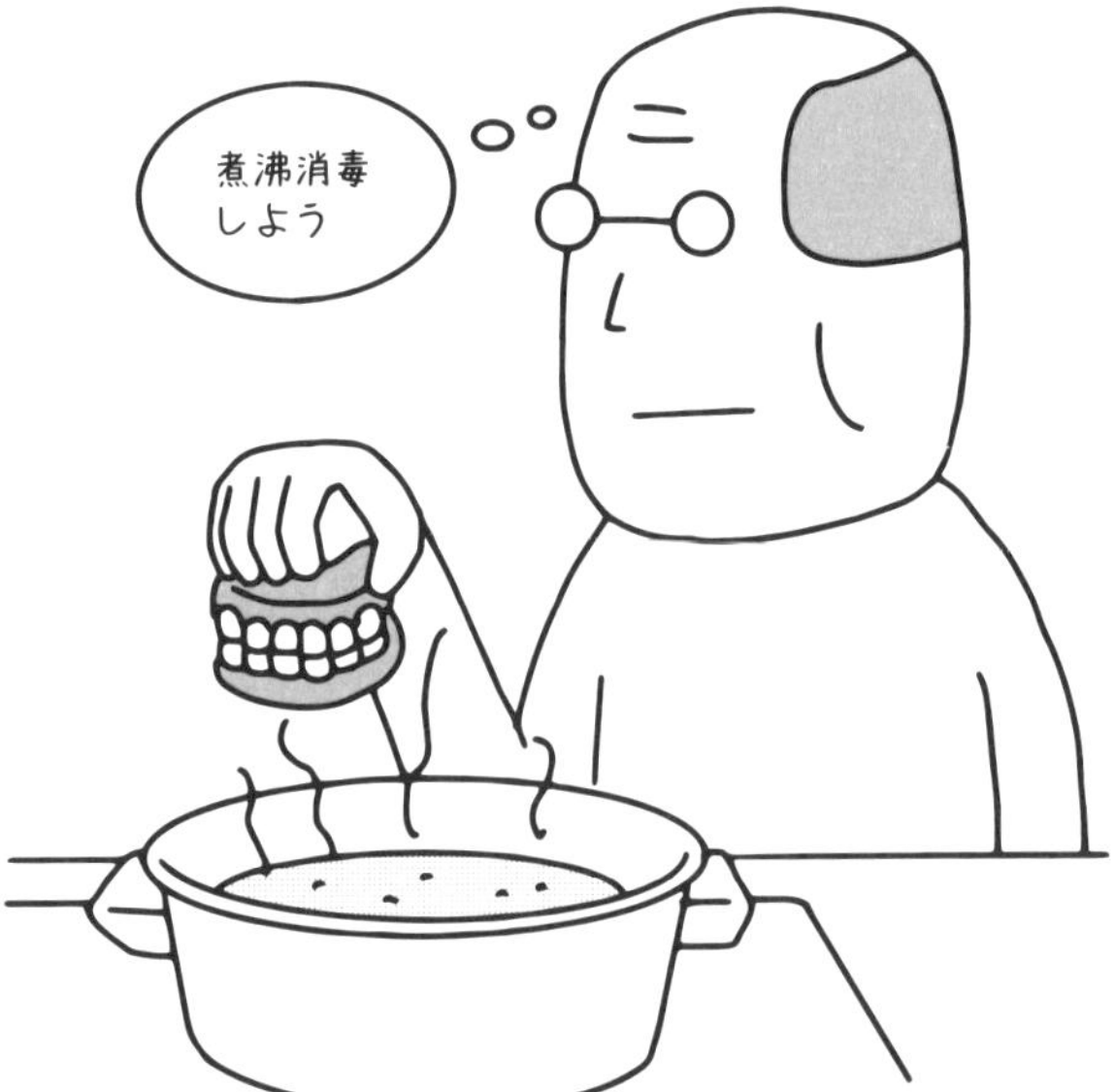

入れ歯のお手入れは、**取り外して流水で洗い、入れ歯用ブラシで汚れを落としてから入れ歯用洗浄剤を入れた水につけておく**のが一般的です。

つけおきタイプの入れ歯用洗浄剤には汚れを浮き上がらせるほか殺菌作用があり、入れ歯を清潔に保つために必要です。

なかには、殺菌にこだわるあまり、入れ歯を熱湯に入れて煮沸消毒する人がいるのですが、これはやめましょう。熱湯をかけたり、浸したりするのもダメです。

入れ歯のなかには、60度以上で変形してしまうものがあります。せっかく調整した入れ歯が合わなくなってしまいますし、変形がひどい場合には使えなくなります。

食中毒予防として、75度以上の温度で1分間加熱すると細菌が死滅するといわれていますが、その温度は入れ歯もダメにします。市販されている入れ歯用洗浄剤を使用しましょう。

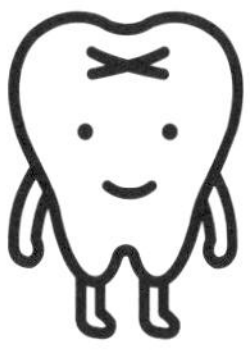

入れ歯用洗浄剤に所定の時間浸して、自分の歯を磨くように入れ歯用ブラシで汚れを落とすことで、雑菌はほぼ排除できます。やりすぎると入れ歯をダメにするので説明書にある使用法を守りましょう。

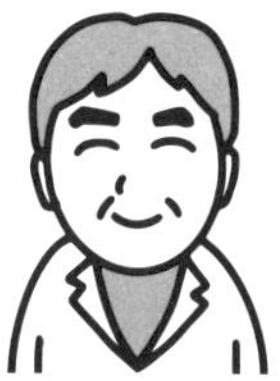

Keyword Link 入れ歯のケア→P164

甘い物を食べても歯を磨けばむし歯にならない？

NO

ブラッシングも
大切だが
甘い物好きは食べ方を
変えないと不十分

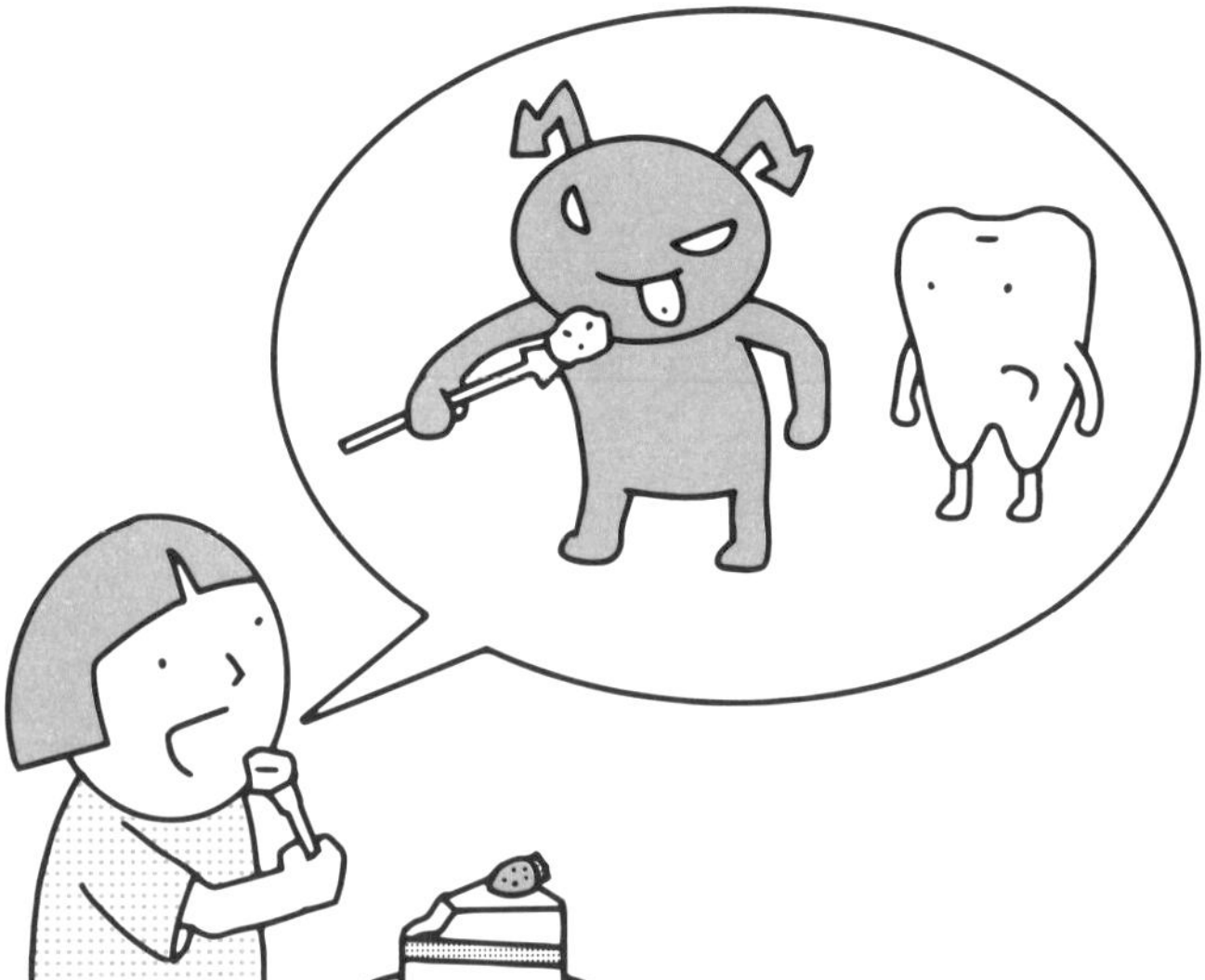

歯磨きをしないで4週間、原始人と同じような生活を送ったところ、歯周病にならなかったという興味深い研究報告があります。実際、あまり歯を磨いてなくてもむし歯にならないという人もいます。食事とむし歯の関係が注目され、最近では、歯を磨かないことよりも**何を食べているかのほうが、むし歯に関係している**のではないかという意見も出ているくらいです。

むし歯を**う蝕**といいますが、これは糖を食べたときにつくる酸によって、歯のエナメル質が溶けて穴があいてしまった状態のことです。糖質の多い食事や甘いおやつを食べる習慣がある人ほど、口の中に糖がある状態が長く、酸がつくられる時間も長くなるため、むし歯になりやすくなります。

つまり、食事の糖質を減らし、間食をしなければ、口の中に糖がとどまる時間が少なくなるのでつくられる酸の量が減り、むし歯になりにくくなるといえます。

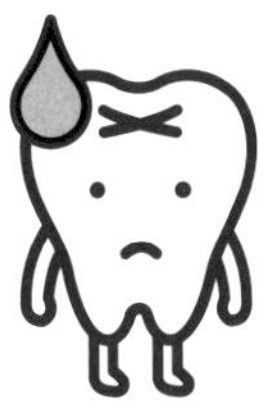

ごはんやパン、麺、スナック類、加工食品に含まれる発酵性糖質（フルクトースやスクロースなど）は、すべてむし歯菌のエサになります。糖質をダラダラ食べないことが大事です。

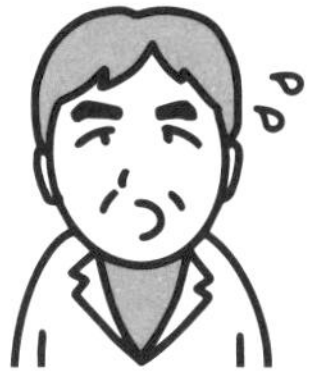

Keyword Link むし歯と食事の関係→P140～146

果物やハチミツなら、むし歯にならない？

NO

どちらも糖質であることに違いはない。むし歯菌が酸をつくる材料になる

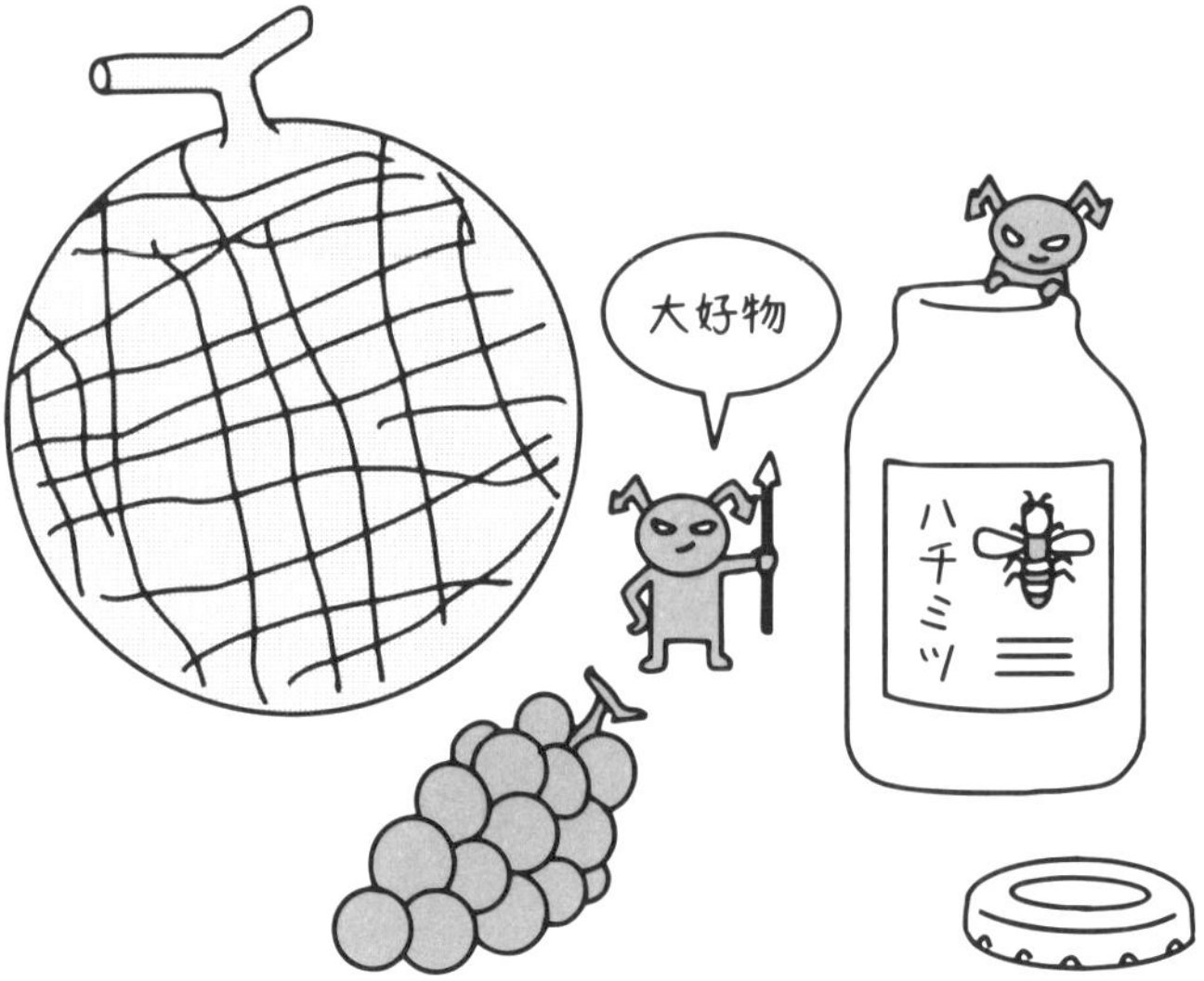

果物やハチミツは血糖値を上げにくい果糖が多いため、むし歯の原因にならないという説がありますが、これは大きな間違いです。**果糖も糖質なのでむし歯菌のエサになります**。専門家も誤解している場合があるので、ぜひ覚えておいてください。

果糖はむし歯菌がつくりだすバイオフィルムのベースとなる**不溶性グルカン**の材料にならないため、長年、「果糖はむし歯の原因にならない」と信じられてきました。しかし、最近の研究報告で、**むし歯菌はさまざまな糖質から酸をつくり、それがむし歯のリスクとなる**ことがわかっています。

ごはんに含まれるでんぷん、甘いお菓子に含まれるショ糖、果物やハチミツに含まれる果糖、どれを口にしてもむし歯菌のエサになり、口の中に酸が増えます。口の中の酸が増えると、歯のエナメル質がどんどん溶け出します。どの糖質であってもむし歯のエサとなり、リスクとなるのです。

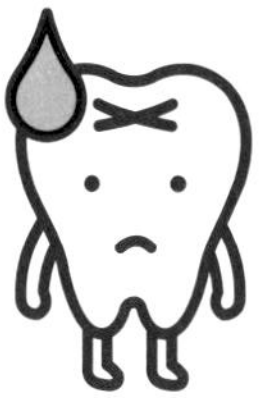

糖質が口の中にある時間が長いほどむし歯のリスクは高まります。特に避けたいのが食事と食事の間の間食。ここで甘い物を口にすると、むし歯菌はずっと酸を出すことになり、むし歯になりやすくなってしまいます。

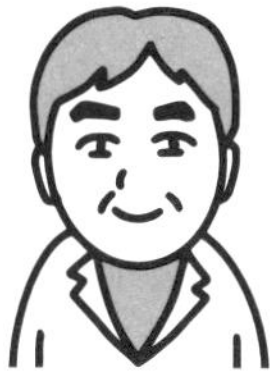

Keyword Link
むし歯と糖質の関係→Ｐ140
不溶性グルカン→P125

むし歯予防のために は無糖の炭酸水を飲んだほうがいい？

NO

糖質がゼロでも
酸性度が強いものは
歯を溶かす心配がある。

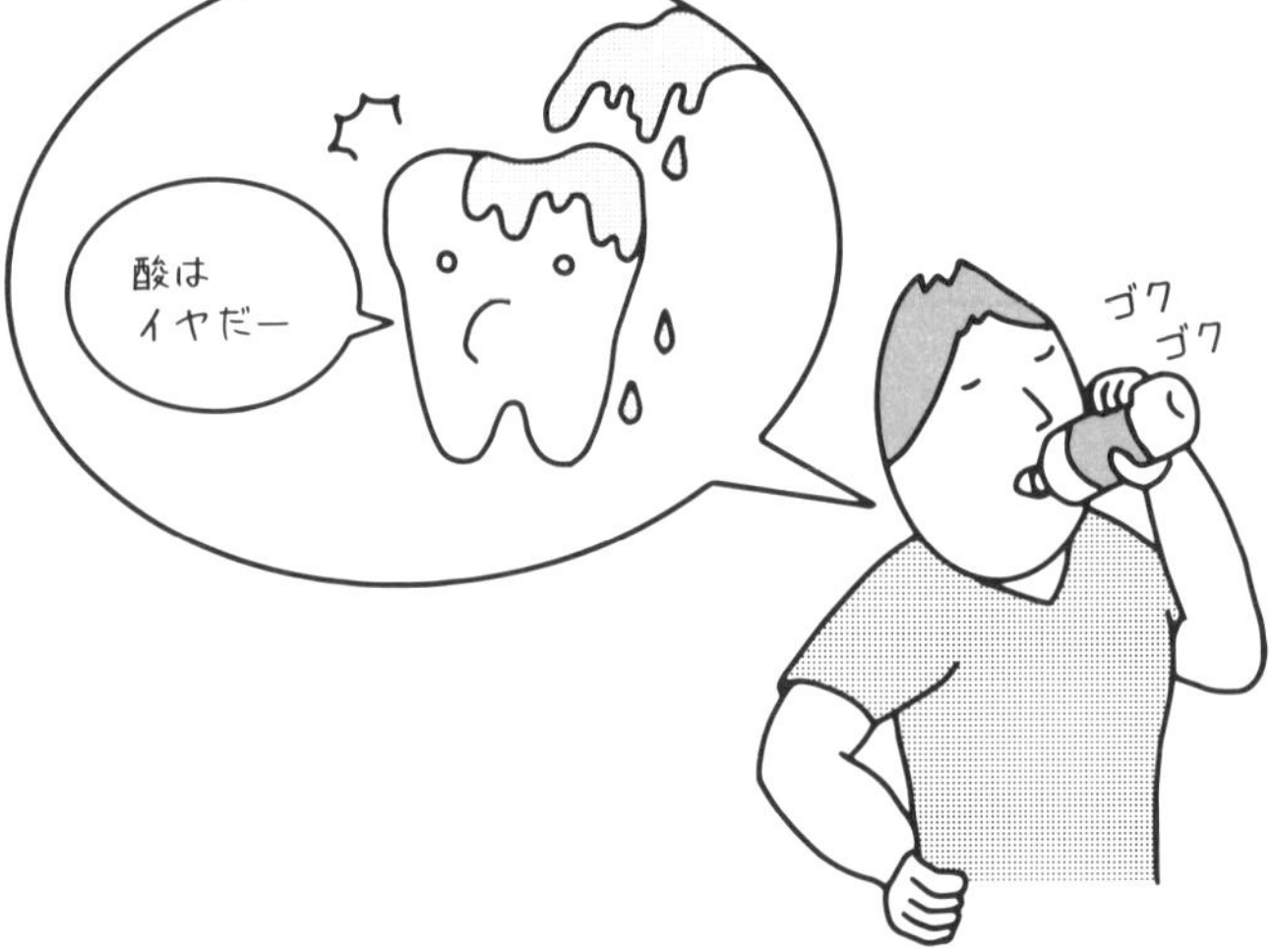

甘い炭酸水はむし歯になるからと、糖質の入っていないシンプルな炭酸水を飲んでいる方がいるようですが、実は**甘くない炭酸水もむし歯のリスク**となります。

歯の表面のエナメル質は口の中がpH５・５を下回り、酸性に傾くと溶け始めることがわかっています。口の中の酸が増えるのはむし歯菌がつくる以外に、酸性の飲食物も影響します。

酸性の飲料は、炭酸水・チューハイ・梅酒（pH２〜３）、黒酢ドリンク・ワイン（pH３程度）、スポーツドリンク（pH３〜４）、ビール・日本酒（pH４程度）など、ふだんから口にしているものに多くなっています。一気に飲みきってしまって、口の中に滞在する時間が短いのであれば、それほど心配することはありませんが、炭酸飲料を水代わりに飲んだり、ダラダラ飲んだりするのは、口の中が酸性に傾き、エナメル質が日に日に薄くなる原因になるのでおすすめできません。

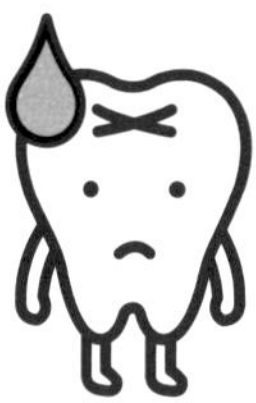

砂糖が入った甘い炭酸水は糖質と酸のダブルパンチになるので、むし歯予防のためには飲まないのがベストです。チューハイや梅酒などの甘いお酒も、酸がつくられるので注意が必要です。

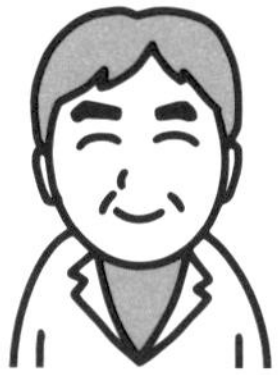

Keyword Link 歯を溶かす食べ物→P144

食事はしっかり噛んで食べるといい？

YES ただし、力を入れすぎると歯やあごの関節に負担がかかるので注意！

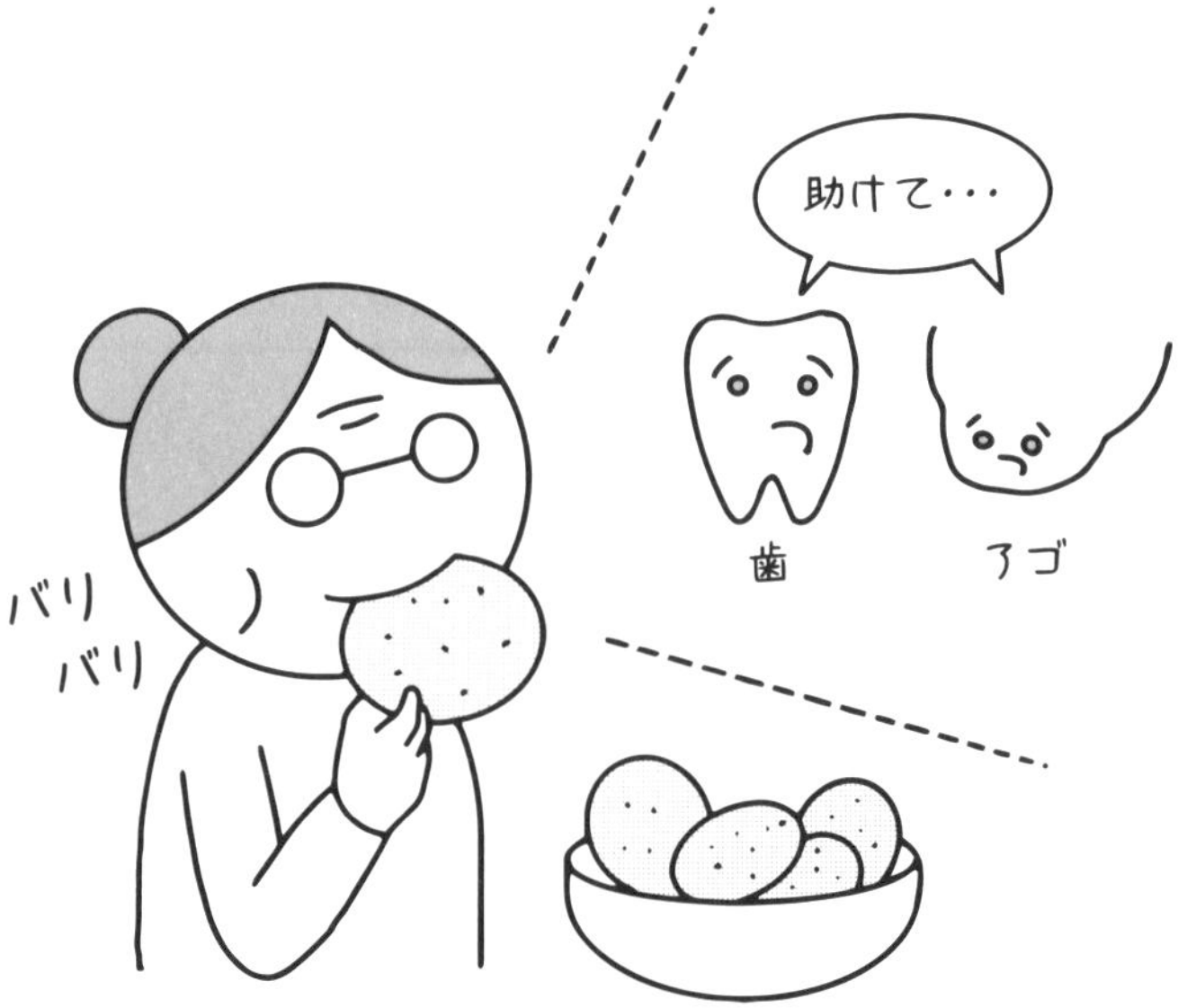

健康長寿のためにはよく噛んで食べましょうといわれます。よく噛んで食べると認知症予防になりますし、歯を守るだ液の分泌が促されるので、それ自体はとてもいいことです。

ただし、**「噛む」ことを意識しすぎると余分な力が入り、かえって負担になる**こともあります。

私たちがものを噛むときには、30〜60kgの力が歯やあごにかかっているといわれています。ものを噛むためにはある程度の力がいりますが、必要以上の力がかかると、歯がすり減ったり割れてしまったり、詰め物が取れたりして、歯を失う要因となります。あごにもよくありません。

食事をするときには「噛むこと」を意識するのではなく、**「大きく口を開ける」**ようにしましょう。口を大きく開けてから自然に閉じると、歯やあごの骨の重さが適度な圧となって食べ物を咀嚼できるので、過度な力がかかることを避けられます。

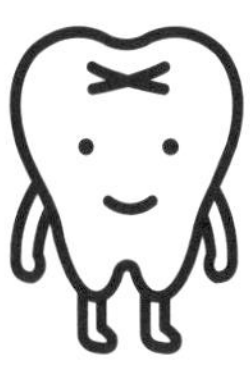

現代人の咀嚼回数は弥生時代の約6分の1といわれますが、それでも1食で600回は噛んでいます。1日3食だと1800回以上噛んでいることに。歯への負担が少ない噛み方をマスターしましょう。

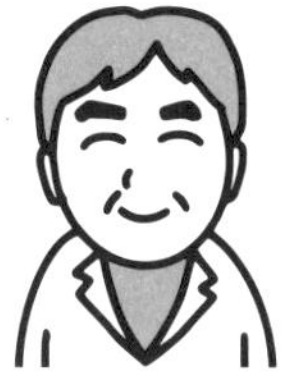

Keyword Link 負担をかけない食べ方→P149

よく歯を食いしばっているが歯が丈夫になるからいい？

NO

食いしばりは歯に
負担がかかる。
歯ぎしりも要注意！

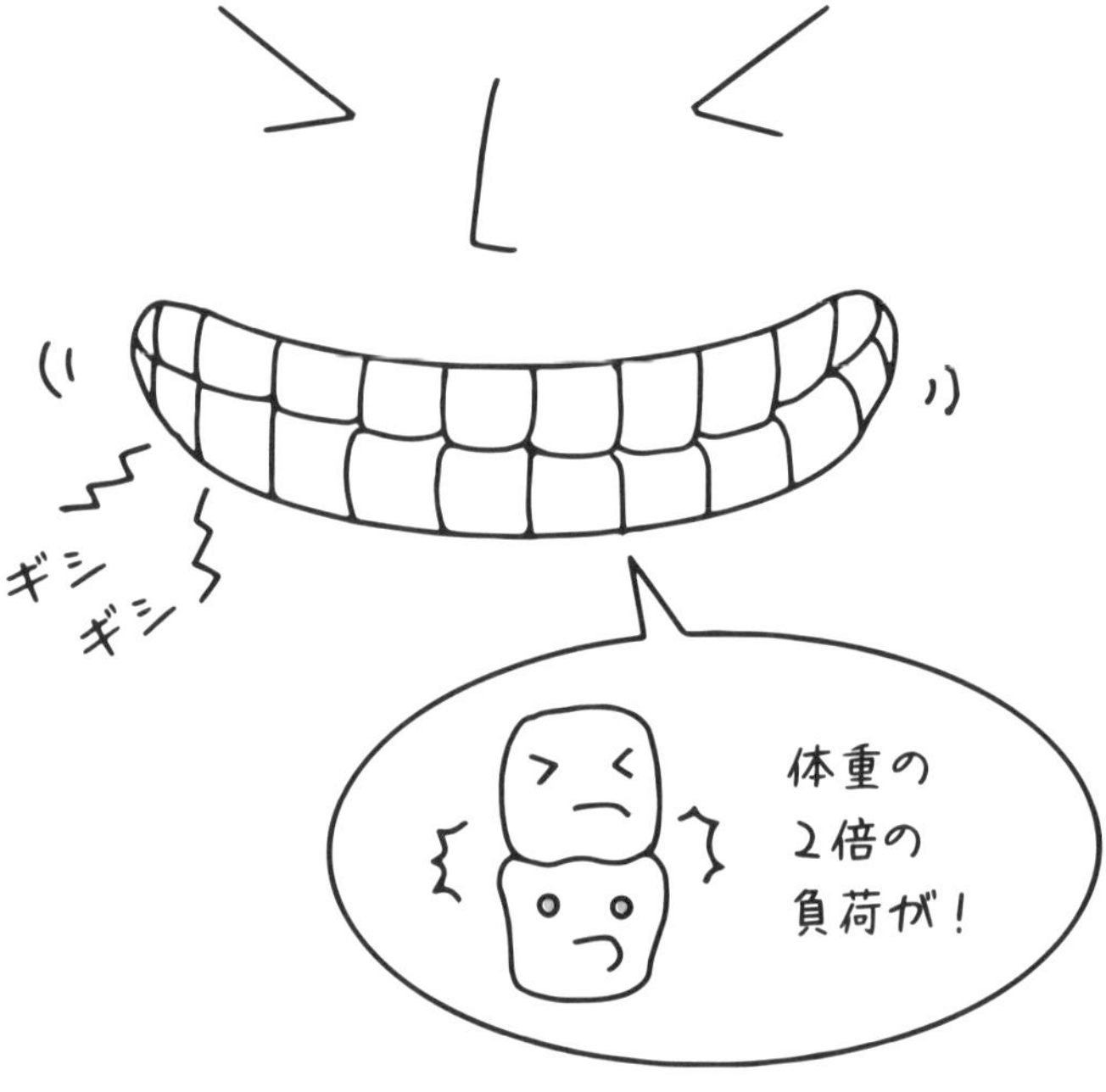

ストレスがかかったり、体に力が入ったりしているとき、無意識のうちに歯を食いしばっていることがあります。このとき歯やあごにかかる力は**体重の約2倍**ともいわれます。

また、寝ている間に歯を食いしばったり、歯ぎしりをしたりしているときも同様の力がかかっています。

体重の2倍ということは60kgの人だと120kgの力がかかっていることになります。これが続くと、**歯のすり減りはもちろん、あごに負担がかかり顎関節症の要因となります。**

起きている間は、自分が歯を食いしばっていないか意識してもし力が入っているようなら、あごの力を抜いて、首や肩のストレッチをするなどしましょう。

寝ている間はマウスピースをすすめられることが多いのですが、それでは根本的な解決になりません。寝る前の甘い物を控える、瞑想や半身浴でリラックスするなどしましょう。

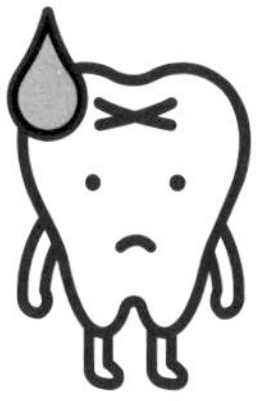

歯を食いしばっていなくても、口を閉じたときに上と下の歯がつくクセ（TCH）も歯やあごに負担がかかり、歯がすり減ったり、歯周病が悪化しやすかったりします。

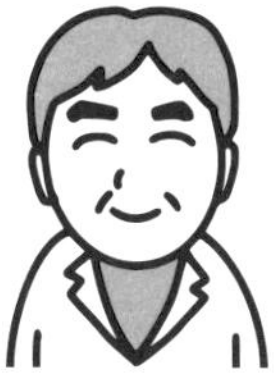

Keyword Link
TCH→P147
噛み合わせ→P148

歯を守るなら、口呼吸より鼻呼吸

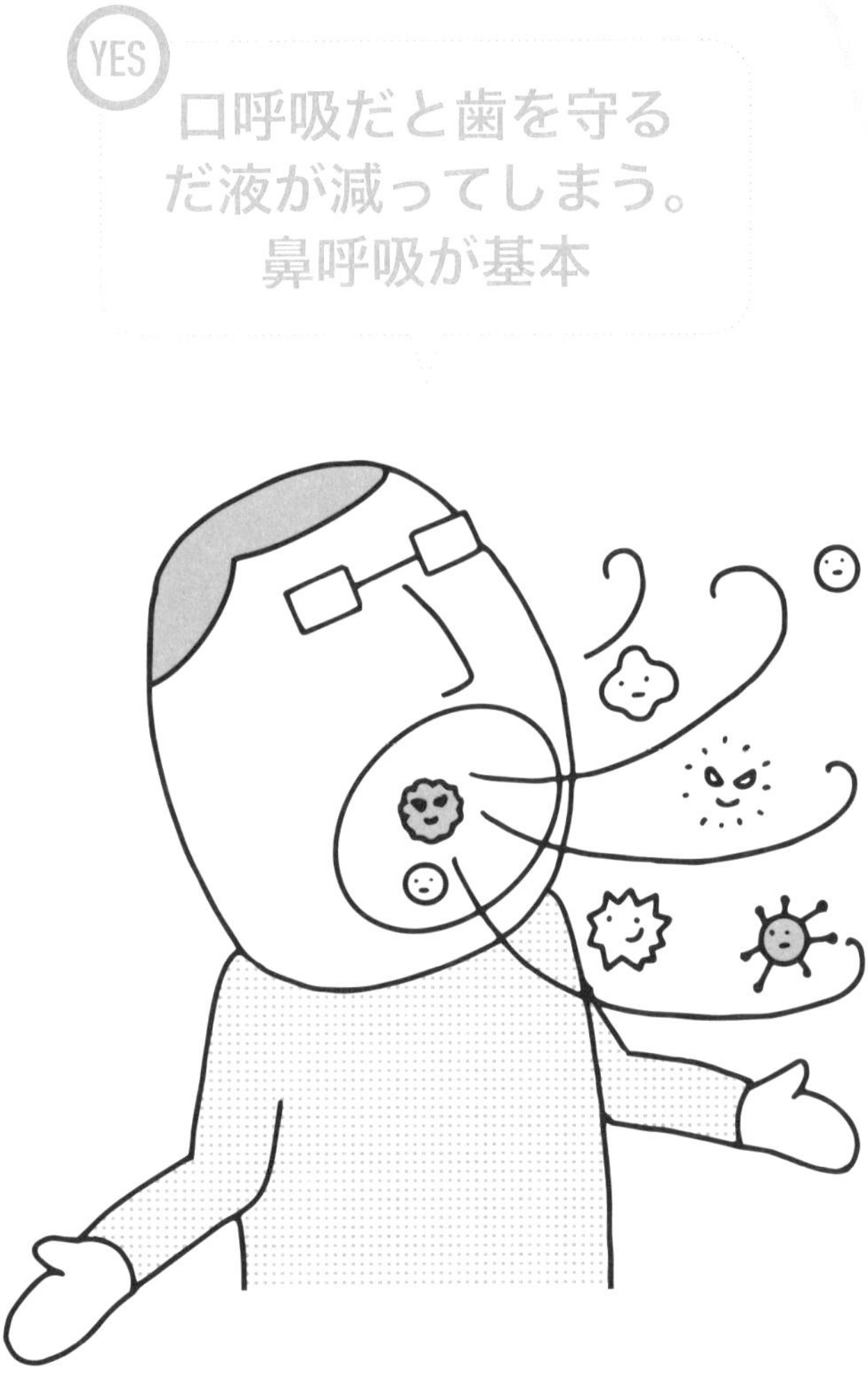
YES
口呼吸だと歯を守る
だ液が減ってしまう。
鼻呼吸が基本

ふだん呼吸するとき、鼻からしているか口からしているか意識したことはないかもしれません。

もし、口を開けている時間が長く、**口呼吸**をする習慣があるのなら、いますぐ**鼻呼吸**に切り替えましょう。

口呼吸のデメリットはカゼをひきやすい、酸素の摂取量が減る、**睡眠時無呼吸症候群**を招きやすいなどが挙げられますが、なんといっても大きいのが「**むし歯や歯周病、口臭のリスクになること**」です。

口呼吸をしていると口の中が乾いてだ液の分泌量が減ってしまいます。だ液には歯や歯ぐきを守り、悪玉菌の増殖を抑える働きがあるので、だ液が減ると口の中の状態がどんどん悪化してしまいます。

口呼吸をしている人は鼻呼吸に切り替えるだけで、むし歯や歯周病、口臭予防になります。

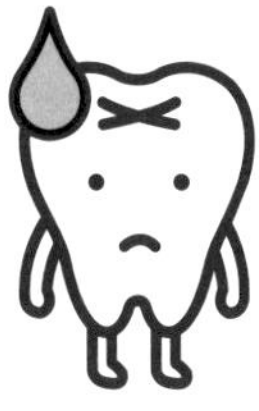

鼻炎などで鼻がつまって口呼吸が習慣になっている場合は、耳鼻科で鼻づまりの治療をしましょう。習慣やくせで口呼吸になっている場合は、舌の位置を整える必要があります。

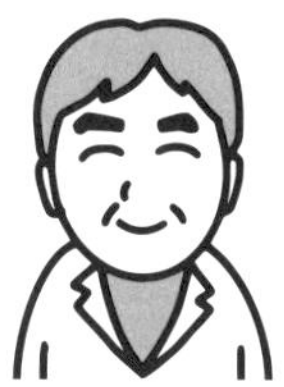

Keyword Link
舌の位置→P154
口呼吸と鼻呼吸→P 155

むし歯予防にはキシリトールガムがいい

YES

ただし、お腹が
ゆるくなる人もいる。
大量に噛まないように

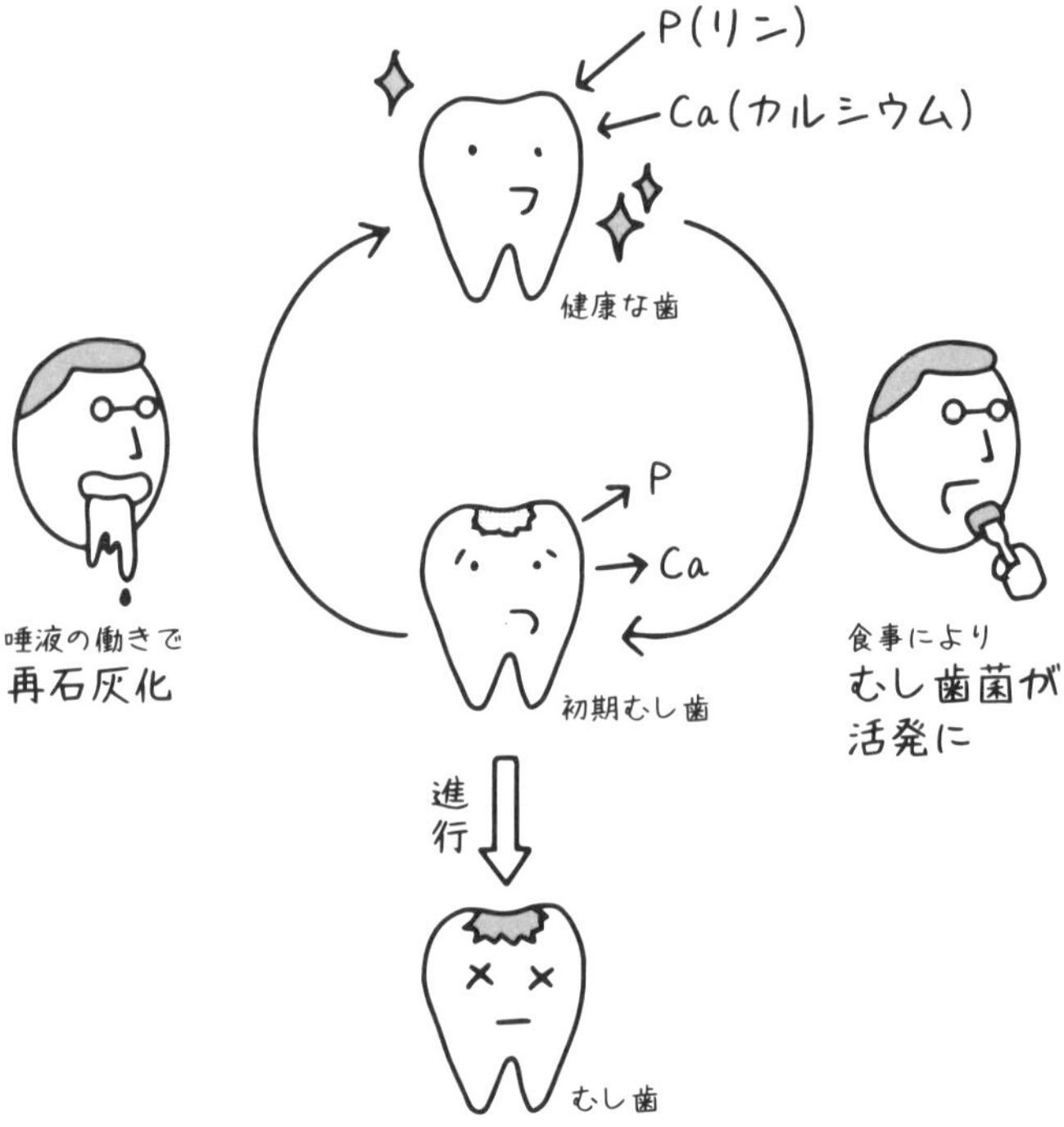

キシリトールとは甘味料の一種で、白樺や樫の木からとれるキシランへミセルロースからつくられた天然の甘味料です。だ液の分泌と歯のエナメル質の再石灰化を促す作用があり、むし歯菌が酸をつくるエサとならないことから歯を守る甘味料として知られています。

その効果には確実なエビデンスがあり、**WHO（世界保健機関）もキシリトールのむし歯予防効果を認めています。**

キシリトールが口の中に長くあったほうがむし歯予防効果が高まるため、キシリトール入りのガムやタブレットがすすめられます。購入するときは、使用している糖質のキシリトールが占める割合をチェックして購入しましょう。**100%に近いほうがむし歯予防効果が高くなります。**

ただし、キシリトールガムを大量に噛むとお腹がゆるくなるという報告があります。噛み続けるのは避けましょう。

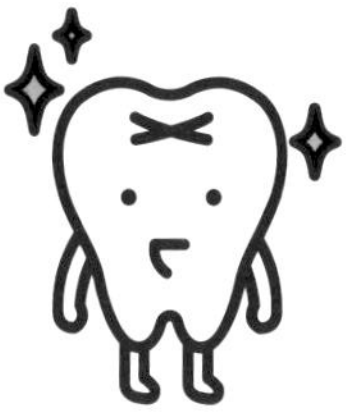

キシリトールは1日5g以上でむし歯予防になるといわれています。キシリトール100%のガムの場合4個程度でクリアできます。一気に噛むのではなく、毎食後と夜寝る前など回数を多くしましょう。

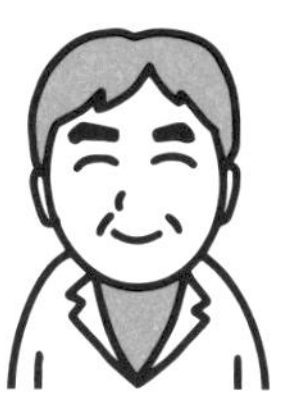

Keyword Link
脱灰と再石灰化→P131
むし歯と糖質の関係→P140

マスクがむし歯を悪化させる！
口腔ケアは感染症予防にも効果あり

2020年、新型コロナウイルス感染症（COVID-19）が流行して、働き方や生活様式がずいぶん変わりました。

なかでもマスクの着用は、今後も感染症対策のために継続することでしょう。ただ、マスクには口腔環境を悪化させるデメリットもあるので要注意です。

マスクをすると息がしづらくなるので口呼吸になりがちですし、口の中の温度が高くなります。口呼吸を続けていると口の中が乾燥して免疫力が低下してしまいます。また、温度が高いと病原菌が増殖しやすい環境になってしまいます。

二重の意味で病原菌が増殖しやすく、感染症にかかりやすくなるのです。

私もコロナの自粛期間明けに診察していて、患者さんの口の中の状態が以前より悪化していると感じました。

「はじめに」でも述べていますが、むし歯菌や歯周病菌などが多いと口の中の悪玉菌が優勢になって、病原菌に感染するリスクが高くなります。

感染症予防のためには歯のケアが必要ですし、マスクをつけている時間が長くなるほどバイオフィルムがたまりやすくむし歯や歯周病のリスクが高まるので、定期的なメンテナンスが特に重要になります。

PART 2

健康長寿は口腔から　知っておきたい歯と口の最新情報

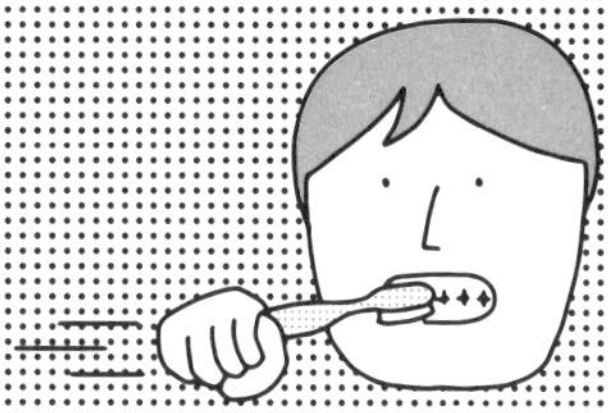

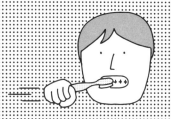

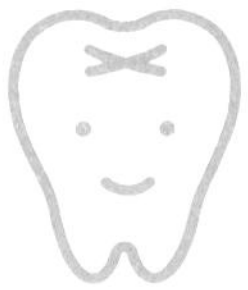

むし歯から歯を守るのは自分

むし歯菌が出す酸が歯を溶かし
やがては穴があいてしまう

口の中にはたくさんの菌がすみついています。そのなかには糖質をエサに「酸」をつくりだす菌がいるのですが、この酸が歯のエナメル質を溶かしてしまいます。

歯を修復する（再石灰化）機能も備わっているのですが、むし歯菌が多かったり、エサとなる糖質をたくさん摂っていたり、歯が酸に溶けやすい性質だったりと、さまざまな要因で修復が間に合わなくなると歯に穴があいて、むし歯になります。

むし歯は進行によって5段階に分けられています。初期は痛みを感じず、むし歯が象牙質《ぞうげしつ》まで進行すると飲食をしたときにしみる感じが出てきます（C2）。歯髄《しずい》まで進むと激しい痛みを感じるようになります（C3）が、そのまま放置すると神経まで進んで痛みがなくなることもあります。

歯に穴があいていない初期のむし歯（C0）は削らない治療ができますが、それ以外はむし歯になったところを削るしかありません。そして、削るところが大きいほど歯をなくす要因となります。

歯を一生守るためには

むし歯にならないよう予防する

むし歯になるのは食事や歯の磨き方、ストレス、睡眠などの生活習慣が原因です。口の中の状態が、むし歯菌や歯周病菌が増殖しやすいままだと、治療を受けても、いずれまた再発します。最適な治療を受けたうえで、歯磨きや食事に気をつけて、**口の状態がむし歯や歯周病になりにくい環境に保つこと**が何より大切です。

そこを改善しない限り、むし歯になり続けます。治療の繰り返しで歯はダメージを受け、最終的には抜くことになります。自分の歯は自分で守る意識を持ちましょう。

むし歯の進行度合い

C0

歯に穴があいていない。自覚症状なし

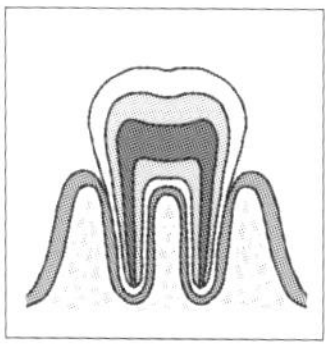

C1

歯の表面に穴があいている。しみたり痛んだりはほとんどない

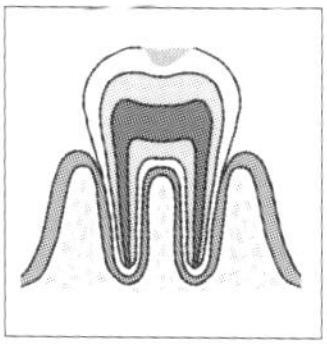

C2

むし歯が歯の内部まで進んでいる。冷たいものがしみることも

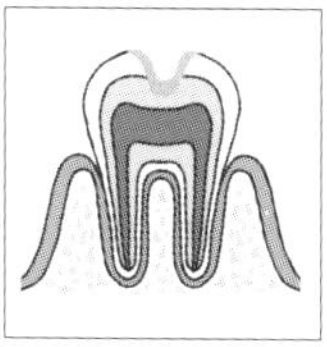

C3

むし歯が歯髄（神経）まで進んでいる。激しい痛みを感じる

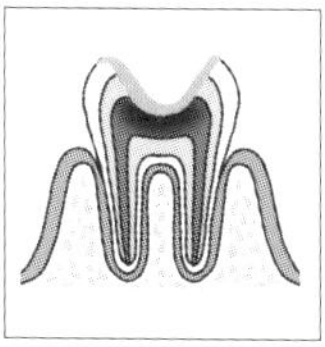

C4

歯肉から上の部分がほとんどなくなり歯根だけが残った状態

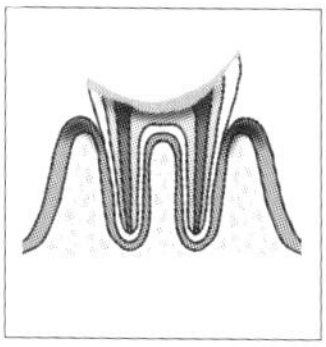

歯を失うもっとも多い要因は歯周病

気がつかないうちに進行し
歯を失う人が少なくない"歯周病"

歯周病は、歯と歯ぐきの間にあるすき間（歯周ポケット）から細菌が歯肉に入り込み、歯周組織が炎症を起こした状態です。炎症がひどくなると、歯を支えている歯槽骨《しそうこつ》が溶け、歯が抜けてしまいます。

痛みや腫れなどの自覚症状がほとんどないこと、動脈硬化や認知症など深刻な病気との関連があることから、「**サイレント・キラー**（静かな殺し屋）」などと呼ばれます。

歯周病の治療の基本は「**自宅でのプラーク（細菌）コントロールの強化**」と歯科医院で受けるクリーニングです。このどちらが欠けても治療は成功しません。

毎日の歯磨き、食生活の改善、良質な睡眠、ストレス対策など自宅でプラークケアを行ない、口の中をよい状態に保ちながら、定期的に歯科医院でクリーニングを受けて、炎症を軽減させていきます。

いかに炎症を軽減できるかが、治療の成功を左右するカギになります。歯科医や歯科衛生士の技術だけでなく、ご自身の自宅でのケアがとても重要になります。

歯周病のセルフチェック

- □ 朝起きたとき、口の中がネバネバする
- □ 歯磨きしたときに出血しやすい
- □ 口臭があると言われたことがある
- □ 歯肉がむずがゆい、痛い
- □ 歯肉の色が赤い（黒っぽい）
- □ 歯肉が腫れやすい
- □ 歯と歯のすき間ができてきた
- □ 歯がグラグラ揺れる
- □ 歯と歯の間に食べ物が挟まりやすい
- □ 歯が長くなったような気がする

＊ひとつでも当てはまったら歯周病の疑いがあります。

歯周病は歯の根元から進む

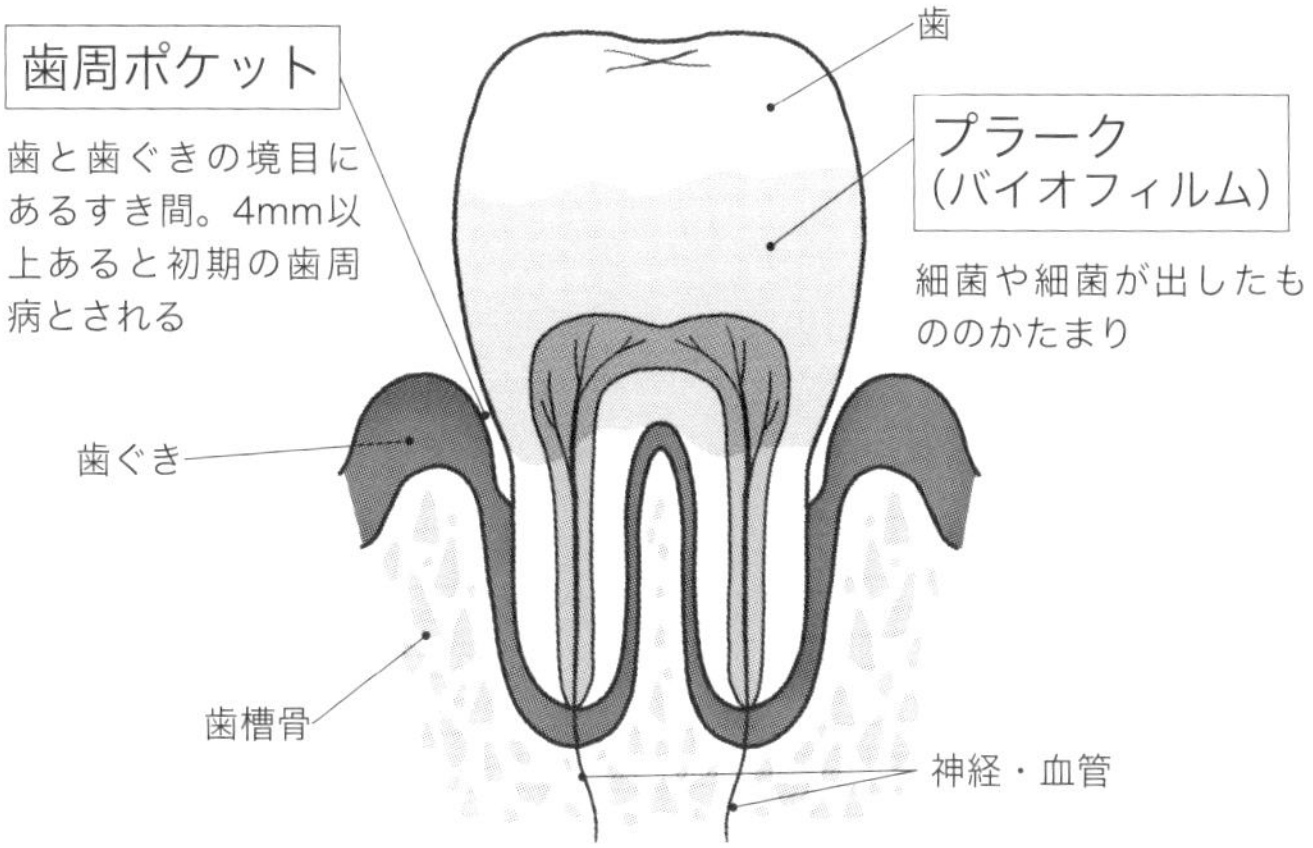

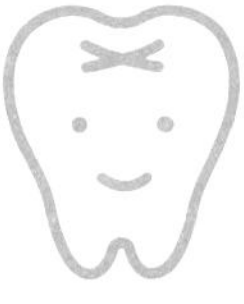

口の状態は健康長寿に直結する

口の状態は食べることだけでなく
コミュニケーションにも関わる

口の中のことを医学用語では「**口腔**《こうくう》」といいます。歯の状態や歯周病が注目されがちですが、口腔は歯で食物を味わいながら噛み砕いて（**咀嚼**《そしゃく》）、だ液と混ぜ合わせて飲み込む（**嚥下**《えんげ》）という「食べる機能」や、言葉を発して「会話する」ための重要な役割を担っています。また、きれいな歯並びは見た目にも影響しますし、表情をつくることにも関係しています。

歯が1本抜けてもたいしたことないと放置する人がいますが、1本の歯がなくなるだけで噛み合わせが狂い、口腔状態は徐々に悪化していきます。また、歯周病は自覚症状がほとんどないまま慢性炎症をもたらし、じわじわと全身を蝕んでいきます。**口や歯は全身に関わる重要な器官**です。

むし歯や歯周病で歯をなくすと、食事がおいしく食べられなくなりますし、滑舌が悪くなってコミュニケーションがうまくとれなくなってしまいます。第一印象も左右しますから、生活の質（クオリティ・オブ・ライフ＝QOL）に大きく影響します。

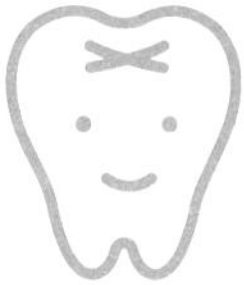

食べることは生きること

生きるパワーの源である食事
口腔の悪化が老化をもたらす

口腔の機能のなかでも特に重要なのが「**食べること**」です。私たちは食べたものから生命活動の源となるエネルギーをつくりだしています。また、細胞の修復や再生に必要な栄養も食事から摂っています。

むし歯や歯周病によって歯をなくすと食事が不自由になり、人生の楽しみがひとつ奪われることになります。

口腔状態が悪化して食事がしづらくなってしまうと、**栄養不良に陥り、認知機能の低下、筋肉の減少、気力の低下などの老化をもたらします**。現在、老化は病気のひとつと捉えられるようになりました。歯の健康は老化という病気の予防に直結します。

もちろん、歯を失わないことがもっとも大切ですが、適切な治療を受けて失った歯の機能を補うことができれば、「食べる楽しみ」を取り戻すことができます。そのためにはセルフケアを欠かさず、歯科医院で定期的なメンテナンスで自分の歯を長持ちさせることと、最善の治療を受けて口腔をよい状態に保つことが大切です。

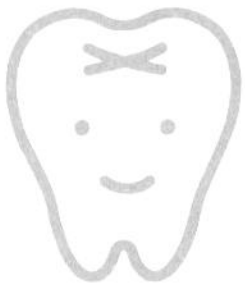

世界でも遅れている日本の歯科治療

歯の残存本数が少ない日本人
寿命の延びに歯科治療が追いつけていない

平成29年度歯科疾患実態調査（厚生労働省）によると、歯の残存本数（歯の本数は親知らずも含み28本）は、40代までは約28本とほとんどの歯が残っていますが、加齢とともに減り、65〜69歳は約21本、70〜74歳は約20本、75〜79歳は約18本、80〜84歳は約15本にまで減っています。厚生労働省と日本歯科医師会は80歳まで20本の歯を保とうという「**8020運動**」を推進していますが、達成はまだまだです。

スウェーデンの80〜89歳の平均残存本数は21本です。日本人がいかに歯を失いやすいかがよくわかります。

ちなみに、厚生労働省は、定期的な検診を受けていない場合、80歳で残っている歯はわずか6・8本というデータも発表しています。世界的な長寿国として知られる日本ですが、歯に関しては遅れています。

寿命が延びたぶん歯も長持ちさせる必要があるにもかかわらず、日本の歯科治療は寿命の延びについていけていません。自分の歯は自分で守る意識を持ちましょう。

歯周病がもたらす慢性炎症

歯周病がもたらす慢性炎症は心臓病や認知症などのリスクを高める

歯周病を放置していると歯を失うだけではありません。細菌がもたらす慢性的な炎症は体内でくすぶるボヤのようなもの。最近になって歯周病による慢性炎症がさまざまな病気のリスクにつながっていることがわかり、認知症、肺炎、糖尿病、狭心症・心筋梗塞、胎児の低体重・早産などのリスクを高めることが明らかになっています。**歯周病の放置は寿命を短くする大きな要因**であるといっても過言ではありません。

歯周病が慢性炎症をもたらしジワジワと体にダメージを与える

実のところ、**むし歯よりも歯周病で歯をなくす割合のほうが多い**のです。先ほどの歯科疾患実態調査によると、50～60歳の半数以上が中等度から重症の歯周病を患っていて、軽度を含めると日本人（成人）の約8割は歯周病だといわれています。

80歳以上になると歯がない人が増えるため、歯周病の割合も減りますが、それでも4割以上が中等度・軽症の歯周病ですからけっして少なくはありません。

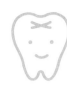

むし歯をもたらす細菌たち

多くの菌が関わるむし歯
代表選手はミュータンス菌

かつては、**ミュータンス菌**や**ラクトバチルス菌**など、数種類の細菌をむし歯菌と呼んでいましたが、最近の研究でそれが誤りであることがわかってきました。

現在、むし歯は単一の細菌が原因で起きるわけではなく、多くの細菌やそれ以外の因子も含めた多因子性の疾患であると定義されています。

わかりやすくいえば、むし歯菌とは糖をエサにする細菌すべてを指します。多くの細菌が関わっていますが、昔からよく知られていて、代表的なむし歯菌がミュータンス菌です。

さらに、細菌だけでなく、食生活、だ液の状態、ストレス、睡眠といった生活習慣もむし歯に関係しています。

糖をエサに細菌が排泄する酸と
歯にくっつく不溶性グルカン

ミュータンス菌やラクトバチルス菌などのむし歯菌は糖を食べて育ちます。砂糖が入った甘いお菓子や飲み物を飲食したり、ごはんやパン、麺などの炭水化物が多い食事を続けたりしていると、むし歯菌がそれらをエサに酸をつくりだし、歯のエナメル質を溶かしてしまいます。

ミュータンス菌が糖から乳酸をつくり、乳酸が蓄積すると歯のエナメル質が溶けて（脱灰）、むし歯が発生します。

ラクトバチルス菌は糖から酸をつくりだしますが、歯に定着しにくいため、むし歯の原因菌というよりは、拡大に関与していると考えられています。

ミュータンス菌がむし歯菌の代表といわれるのは、酸だけでなく、水（だ液）に溶けず、歯にくっつきやすい不溶性グルカンをつくり、むし歯ができやすい下地をつくるためです。

実は、治療済みの歯（かぶせ物や詰め物）もむし歯の要因になります。それは、歯の段差やすき間が多くなり、不溶性グルカンが付着しやすいからです。

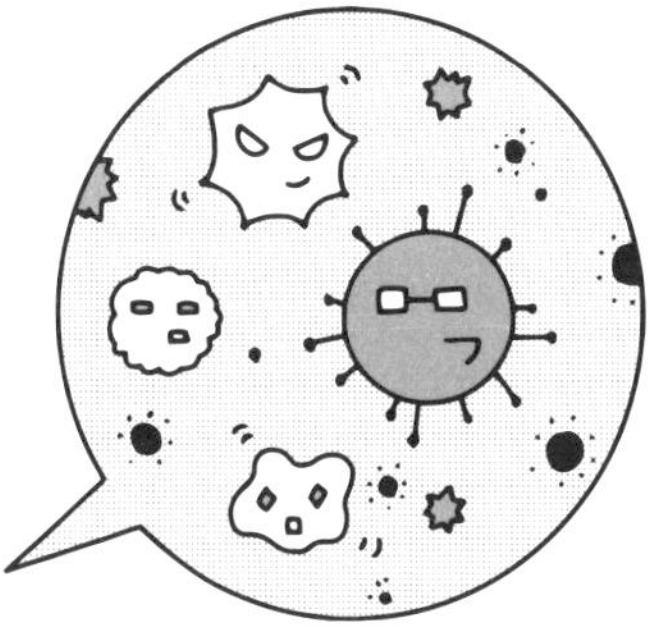

歯周病をもたらす超悪者〝ジンジバリス菌〟

炎症を急速に進行させる ジンジバリス菌

歯周病の原因菌の代表は**ジンジバリス菌**です。ジンジバリス菌はほかの細菌がつくりだすタンパク質や、人間の食べたものをエサにして増殖します。

ジンジバリス菌には6種類のタイプがあり、約30％の成人の口の中にいるといわれています。種類のうち特にタチが悪いものが**パンチパーマ型**と言われるⅡ型で、これが検出されると歯周病の発症リスクが44倍高くなることがわかっています。

ジンジバリス菌はエサであるタンパク質を分解するためにプロテアーゼ（酵素）をつくりだすのですが、そのうちの**ジンジパイン**という酵素に高い病原性があり、歯周病を急速に進行させます。

口の中にとどまらず 全身を巡り、動脈硬化を進行させる

ジンジバリス菌は細胞から細胞へと移動しやすいため、**歯肉の血管を通して全身に回りやすい**ことが明らかになりました。

動脈硬化への関連も指摘されていて、心

筋梗塞の発作を起こした患者さんの血液中にジンジバリス菌が見つかったという報告もあります。血管壁に付着した血液などのかたまりのなかに、ジンジバリス菌がいる割合が多いそうです。これはジンジバリス菌が血管壁に付着しやすい性質を持っているうえに炎症を加速させるため、動脈硬化が進行しやすいと考えられています。

認知症のリスクにも関与し 全身で悪さをするジンジバリス菌

現在、歯周病は認知症との関連も指摘されています。認知症の要因は脳に**アミロイドβ**という物質が過剰にたまることといわ

ジンジバリス菌の主な働き

- 白血球の活性を抑制して生体防御機能を低下させる
- 免疫細胞の好中球を攻撃して生体防御機能を低下させる
- 細胞内に侵入する力が強く、出ていく力も強い（口の中以外に移動する）
- 細胞内にとどまる力が大きい
- 一度落ち着いてもバランスが崩れると再び暴れ出す

れていますが、このアミロイドβがたまる要因に、ジンジバリス菌が関与しているといわれ始めています。

これまで、亡くなった人の脳にジンジバリス菌がみつかったというデータはあったのですが、最新の研究で**認知症になっている患者さんの髄液からもジンジバリス菌が検出**されて話題になりました。

さらに、現在、アメリカの製薬ベンチャー会社が、ジンジパインを阻害することで認知症が改善されるのではないかという仮説をもとに、アルツハイマー病治療薬の開発と臨床研究を行なっています。マウスの実験では、ジンジバリス菌を感染させると脳にアミロイドβがたまり、**ジンジパインの阻害薬を与えるとアミロイドβが減った**という結果が出ています。

認知症だけではありません。最近、肝臓がんのリスクが高いことで注目されている非アルコール性肝炎との関連も注目されています。これは、非アルコール性肝炎から肝炎になった患者さんの肝臓からジンジバリス菌が発見されたためです。

もちろん、これらの病気はジンジバリス菌だけの問題ではありません。ジンジバリス菌による慢性炎症が続くことが体へのダメージとなり、寿命に悪影響をもたらすのではないかと推察されています。

ジンジバリス菌が炎症をもたらし歯ぐきの出血でさらに増える

歯周病のわかりやすいサインといえば歯ぐきからの出血です。もし、あなたが歯磨きのたびに歯ぐきから血が出ているなら要注意。ジンジバリス菌がいて、しかも増殖している危険性があります。

ジンジバリス菌がエサであるタンパク質を分解するために出す酵素のなかには、歯ぐきの細胞や白血球を攻撃し、炎症を悪化させるものがあります。炎症が進行して歯ぐきから出血するようになると、鉄分を栄養にしてジンジバリス菌が爆発的に増殖して、さらに炎症を悪化させます。

困ったことに、歯周病が進行して**歯ぐきから出血しやすい人ほどジンジバリス菌が増えやすく、悪循環に陥る**のです。また、むし歯にならない人は歯科を受診しないため、気がつかないうちに歯周病が進行して重度になっているケースもあります。

ジンジバリス菌が増えて歯ぐきの炎症が悪化すると、糖尿病が進行しやすく、全身の血管がもろくなります。そこにジンジバリス菌が侵入すると動脈硬化がさらに進行して、脳梗塞や心筋梗塞を引き起こすリスクが高まるのです。

さらに、ジンジバリス菌が脳血管関門を通過して侵入することで、脳細胞に炎症が起こり、認知症を引き起こすのではないかと推察する研究者もいます。

ジンジバリス菌がいるかどうかはPRC検査でわかる

日本では**成人の約80％が歯周病**であるといわれています。歯周病があるということは、ジンジバリス菌がいる可能性がありま す。もし、ジンジバリス菌がいるかどうかをちゃんと調べたいのであれば、２０２０年に流行した新型コロナウイルス感染症（ＣＯＶＩＤ-19）で話題になった**ＰＣＲ検査**（Polymerase chain reaction：ポリメラーゼ連鎖反応）で調べることができます。

ＰＣＲ検査とは、だ液や咽頭などの細胞を採取してウイルスの遺伝子を調べる検査です。健康保険の対象外になりますが、ジンジバリス菌を調べることも可能です。

歯周ポケットもしくはだ液からサンプルを取り、検査機関に送るだけの簡単な検査です。ジンジバリス菌を含め、歯周病に関連している**レッドコンプレックス**（Ｐ１２５参照）と呼ばれる種類の細菌の有無や比率がわかります。

ジンジバリス菌が検出された場合には、歯周病を悪化させやすく、全身に悪影響をもたらすタチの悪いタイプのジンジバリス菌がいるかどうかも知ることができます。

免疫機能を低下させるジンジバリス菌

ジンジバリス菌が増えると免疫機能の低下を招く

ジンジバリス菌の悪影響は口の中にとどまりません。ジンジバリス菌が増殖すると免疫細胞である白血球がダメージを受け、**免疫機能の誤作動を起こしやすくなり、悪玉菌が増えてしまう**といわれています。

また、だ液とともにジンジバリス菌が腸まで運ばれると、腸粘膜にも悪影響をもたらし、腸粘膜のバリアが機能不全に陥ることもわかっています。最近、アメリカで腸粘膜から未消化の食物や毒素が漏れ出してしまう「リーキーガット症候群」が注目されていますが、これにもジンジバリス菌が関わっているといわれます。ヒトの免疫細胞の約8割は腸に存在しています。ジンジバリス菌の増殖は腸内環境の悪化を招き、免疫機能の低下に直結します。

口の中にはむし歯菌や歯周病菌以外の菌もすんでいて、「一大細菌村」が存在しています。**大事なのはどんな細菌がどのくらいいるかというバランス**なのですが、口の中のジンジバリス菌が増殖すると、悪玉菌のバランスが優勢になります。

口の中に存在する細菌村

むし歯も歯周病も原因は常在菌
口の中には細菌村が！

酸をつくりだすむし歯菌は、必ずしも悪い菌ということではありません。実は、ちゃんと役割があります。口の中から完全に駆逐することはできませんし、もしできたとしても、すべて排除してしまうと細菌のバランスが崩れてしまいます。むし歯菌も歯周病菌も常にいるもの（常在菌）と考えましょう。ようは**量と質の問題**です。

歯の表面を触ったときにヌルヌルしていることがあります。このヌルヌルが、細菌が歯の表面につくるかたまり（**細菌村**）です。専門用語で**バイオフィルム**（生物膜）とか**プラーク**などと呼ばれます。

どんな細菌がどれくらいつくかで、バイオフィルムの量や質が変わり、むし歯や歯周病のなりやすさが異なってきます。バイオフィルムの細菌の量や質が悪化してバランスが崩れると、むし歯や歯周病ができやすくなり、ひいては全身の健康状態が悪化します。こうした状態は**ディスバイオシス**（細菌バランスが崩れる）と呼ばれ、いつ起きるかわかっていません。

バイオフィルムはこうしてできる

細菌が何層にも重なってできるバイオフィルム

さまざまな菌がすむバイオフィルムは、先に付着した細菌の分泌物が次に付着した細菌のエサになるという、共生関係があります。まず歯の表面に**ペリクル**というだ液中のタンパク質が付着し、その次に無害な細菌（連鎖球菌。ミュータンス菌の仲間）が歯の周辺につきます。その後、それらが出す分泌物を食べる細菌がつきます。

バイオフィルムはいくつもの細菌が層になっていて、それぞれの層の表面に、次の細菌が付着しやすい構造を持った細菌が規則正しく付着していきます。

細菌は自分たちの生活を守るため、ある程度くっつくとそれ以上、細菌が付着しないように、だ液で流れるシステムになっています。しかし、バイオフィルムがいったんできると、だ液で流れず洗口液なども浸透できないので、内部の細菌たちはバイオフィルムに守られて増殖を繰り返します。

長期間ついたままになると病原性が増します。バイオフィルムは、歯科のクリーニングで定期的に除去するしかありません。

バイオフィルムのバランスとは？

バイオフィルムの状態は口の中のpHバランスが左右する

口腔内の細菌バランスはpH（酸性・アルカリ性の尺度）に影響されます。基本的には、**酸をつくる細菌とアルカリをつくる細菌のバランスがちょうどよく、pHが中性の環境を保つのが理想**です。

口の中の酸性度が高いと、歯のエナメル質が溶けやすく、むし歯ができやすいことがわかっています。口の中の酸性度が高くなる要因は、飲食物の酸のほか、口腔内の細菌が増えてつくられる酸が多くなることが考えられます。

口の中のpHは飲食物やだ液の量で変わります。むし歯や歯周病の予防には、食生活を見直し、だ液の分泌を促すことが必須です。また、だ液の状態をチェックすることで、口の中の酸性度がわかり、むし歯や歯周病になりやすい環境かどうかの目安になります（P132参照）。

むし歯のなりやすさに関わる不溶性グルカン

バイオフィルムはむし歯菌がつくりだし

たネバネバ物質（不溶性グルカン）がベースになります。不溶性グルカンをつくるむし歯菌が多いと、むし歯になるリスクが非常に高いといえます。

不溶性グルカンは、ミュータンス菌が糖を分解したときにつくりだす物質で、不溶性グルカンの多いバイオフィルムは強い粘着性があるうえに酸性度が高い、**むし歯になりやすい危険なプラーク**になります。危険なバイオフィルムかどうかは、「糖質」と「だ液の量」にかかっています。

むし歯菌のエサになる糖質が多いと、つくられる不溶性グルカンが多く、歯にくっつく危険なバイオフィルムになります。

また、だ液にはむし歯菌をつくった酸を中和する重要な役割があります。だ液の分泌量が少なかったり、口の中でうまく流れていなかったりすると、バイオフィルムができやすくなるのです。

バイオフィルムの中の細菌は、最初に小さなものがつき、その上に大きなものがくっついていきます。この細菌村の頂点に立ち、もっとも力を持つ細菌は、歯周病の進行に関わる病原性が強い危険な菌で「**レッドコンプレックス**」と呼ばれています。そして、そのうちのひとつが先ほど説明したジンジバリス菌です。

バイオフィルムのバランスが崩れる主な要因

①細菌数の増加

不適切なブラッシング、定期的な歯科でのメンテナンスを受けていない、詰め物やかぶせ物が合っていない、間食が多い、睡眠不足、ストレス　など

②治療済みの歯

金属が細菌を引き寄せる

③口腔内のｐＨ低下（酸性に傾く）

糖質過多な食生活、酸度の高い飲み物

④だ液不足

口呼吸、咀嚼不足、投薬によるだ液抑制、季節（湿度が低い）、水分の摂取不足

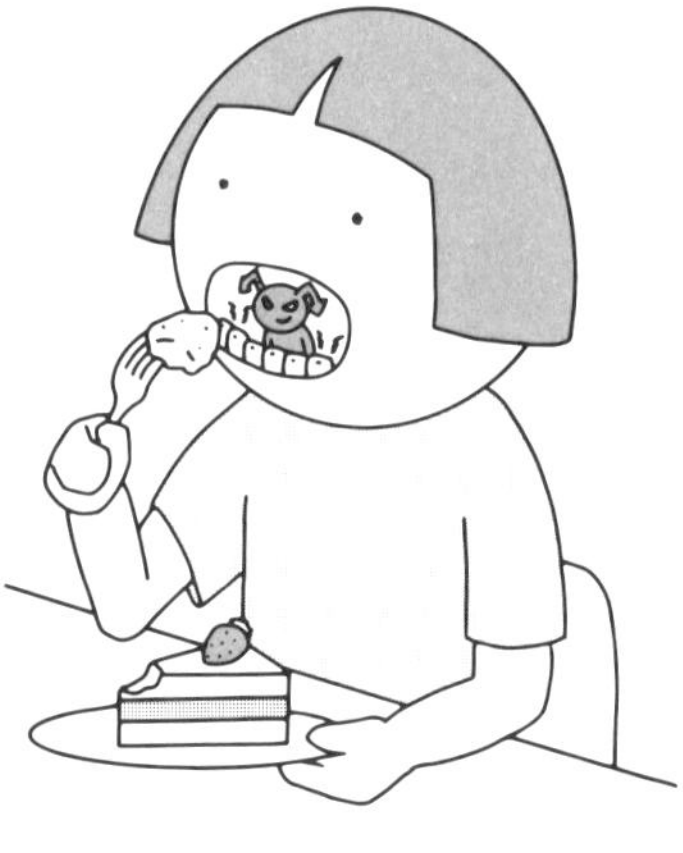

こまめな歯磨きでバイオフィルムを除去

歯磨きが不十分だったり、食事の内容や食べ方が不適切だったりすると、バイオフィルムは時間が経つにつれてガンコなものになります。

また、バイオフィルムの病原性も時間が経つほど強くなります。

バイオフィルムを完全に除去した状態で行なった実験では、食後も歯磨きをせず、そのまま放置して観察したところ、歯ぐきに炎症が起こるのは**バイオフィルムが付着してから約24時間後**でした。

ただし、これは理論的なものであり、24

時間が経てば経つほど除去しにくくなり、病原性が増す

細菌はエサ（食べ物）が口の中に入るとすぐに、それを分解して分泌物を出し、歯にくっついてバイオフィルムをつくり始めます。食事をして、バイオフィルムができるまでの時間はそれほどかかりません。

ただ、できたばかりのバイオフィルムはそれほどガンコではなく、歯磨きで落とすことができます。食後に歯磨きするよう指導されるのは、ガンコなバイオフィルムになる前に落とすためです。

時間おきの歯磨きで問題ないということではありません。バイオフィルムは着々と成長しているのですから、毎食後の歯磨きが大切であることは間違いありません。

歯磨きで落としにくい場所は歯科でのメンテナンスが必要

歯磨きをしっかりしていれば、歯科に通う必要はないと思われている方が多いのですが、どれだけ丁寧に磨いたとしても、歯と歯の間や歯と歯ぐきの間、奥歯など、磨きにくくバイオフィルムができやすい場所が必ずあります。

それらを除去するためには、**歯科での定期的なメンテナンスが必須**です。

実は、**歯は治療よりも予防が大事**です。痛みや腫れなどの異常がなくても、定期的に歯科に通い、歯磨きができているか、歯ぐきの状態はどうか、治療済みの歯の状態はどうかなどをチェックする必要があります。さらに、メンテナンスに定期的に通っているからむし歯や歯周病にならないと誤解している人もいるのですが、メンテナンスでバイオフィルムを除去しても、むし歯や歯周病ができやすい食事や生活習慣を見直さないと、また同じようにバイオフィルムができてしまいます。むし歯や歯周病の予防は自分にもかかっているのです。

バイオフィルムの除去に大事なこと

①適切なブラッシング

歯を磨くタイミング、磨き方など
→P127、P136〜139へ！

②食生活の見直し

むし歯菌のエサになるもの（糖質）を控え、歯にダメージを与えるもの（酸性の飲食物）を避け、食べる回数を減らす
→P140〜146へ！

③だ液の分泌を促す

だ液は天然の抗菌薬。多いほどバイオフィルムを洗い流してくれる少ないとバイオフィルムができやすい。
→P152へ！

④鼻呼吸を習慣にする

口の乾燥予防、感染症予防になる
→P155へ！

⑤ストレスケア

瞑想（マインドフルネス）などが有効
→P160へ！

⑥定期的に歯科のメンテナンスを受ける

むし歯や歯周病のリスクが高い現代人の食事

加熱調理された現代食は細菌のエサになりやすい

むし歯や歯周病の原因菌を増やす大きな要因となるのが、食事や間食です。むし歯菌や歯周病菌のエサになるものが多いと数が増えますし、食事や間食のタイミングも細菌バランスに影響します。

むし歯や歯周病が発生したのは土器が登場した後といわれています。つまり、食材が加熱処理されることで、栄養素の分子が小さくなり、細菌のエサとして利用されやすくなったため、むし歯や歯周病のリスクが高まったのだと考えられています。

石器時代の食生活をしたら歯周病にならない？

ヨーロッパで行なわれたある実験で、肉や自然の果実やハーブ、未精製の穀類などを中心とした石器時代（紀元前４０００年頃）の食生活を４週間続けたところ、歯ブラシや歯間ブラシを使わなくても歯周病の状態が改善していました。この結果からも、**現代の食事そのものが、むし歯や歯周病のリスクである**ともいえます。

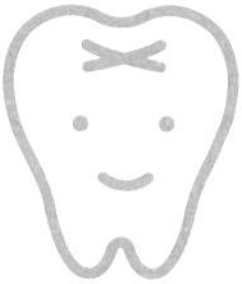

歯の再石灰化を左右するペリクル

脱灰と再石灰化を繰り返す歯
バランスが崩れるとむし歯になる

歯はカルシウムやリンが酸によって溶け出す脱灰《だっかい》と、溶け出した成分が再び歯に沈着する再石灰化《さいせっかいか》を繰り返しています。

脱灰と再石灰化のバランスが保たれていれば、歯の健康は保たれるのですが、細菌がつくりだす酸の量が多かったり、分泌されているだ液の量が少なかったりすると、再石灰化が間に合わなくなり、むし歯ができてしまいます。

一方で、歯を守るシステムも備わっています。その代表が、歯の表面を覆う**ペリクル**というタンパク質です。ペリクルには歯のエナメル質からカルシウムやリンが溶け出す脱灰を抑制する役割があります。

それと同時に、ペリクルは歯につく細菌のエサになります。いわばバイオフィルムの土台ともいえるでしょう。

ペリクルをエサにするのは善玉菌なので、この段階では健全なバイオフィルムなのですが、善玉菌の数が多くなり、その上にむし歯菌や歯周病菌がつくと病原性が強く、危険なバイオフィルムへと変化します。

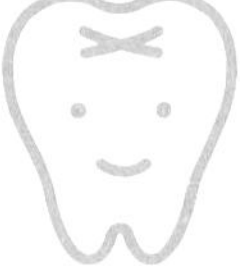

だ液でむし歯や歯周病のリスクがわかる

だ液は天然の抗菌薬
分泌量が多いほどいい

　遺伝というよりは体質になりますが、**だ液の分泌量が多い人はむし歯になりにくく、少ない人ほどむし歯になりやすい傾向があります。**だ液にはさまざまな役割がありますが、特に大きいのが、だ液で口の中の汚れを洗い流す「**洗浄**」、口の中の酸を中和する「**pHバランスの調整**」、歯の修復を促す「**再石灰化**」の3つです。

　細菌が出した酸を中和することで脱灰が抑制されますし、だ液に含まれるカルシウムを原料に歯の再石灰化が促されますから、だ液の分泌量はむし歯予防に直結しています。また、だ液には細菌の増殖を抑制するＩｇＡという抗体が含まれていて「**天然の抗菌薬**」ともいわれます。

だ液をチェックすると
むし歯や歯周病のリスクがわかる

　だ液の成分を調べることで、むし歯や歯周病のリスクがわかります。

　例えば「**SiLL-Ha（シルハ）**」という5分程度で判定できるだ液検査があります。

この検査では、だ液中の「むし歯菌の量」「だ液の酸性度」「酸に対する抵抗力（緩衝能）」などのむし歯のリスク要因のほか、

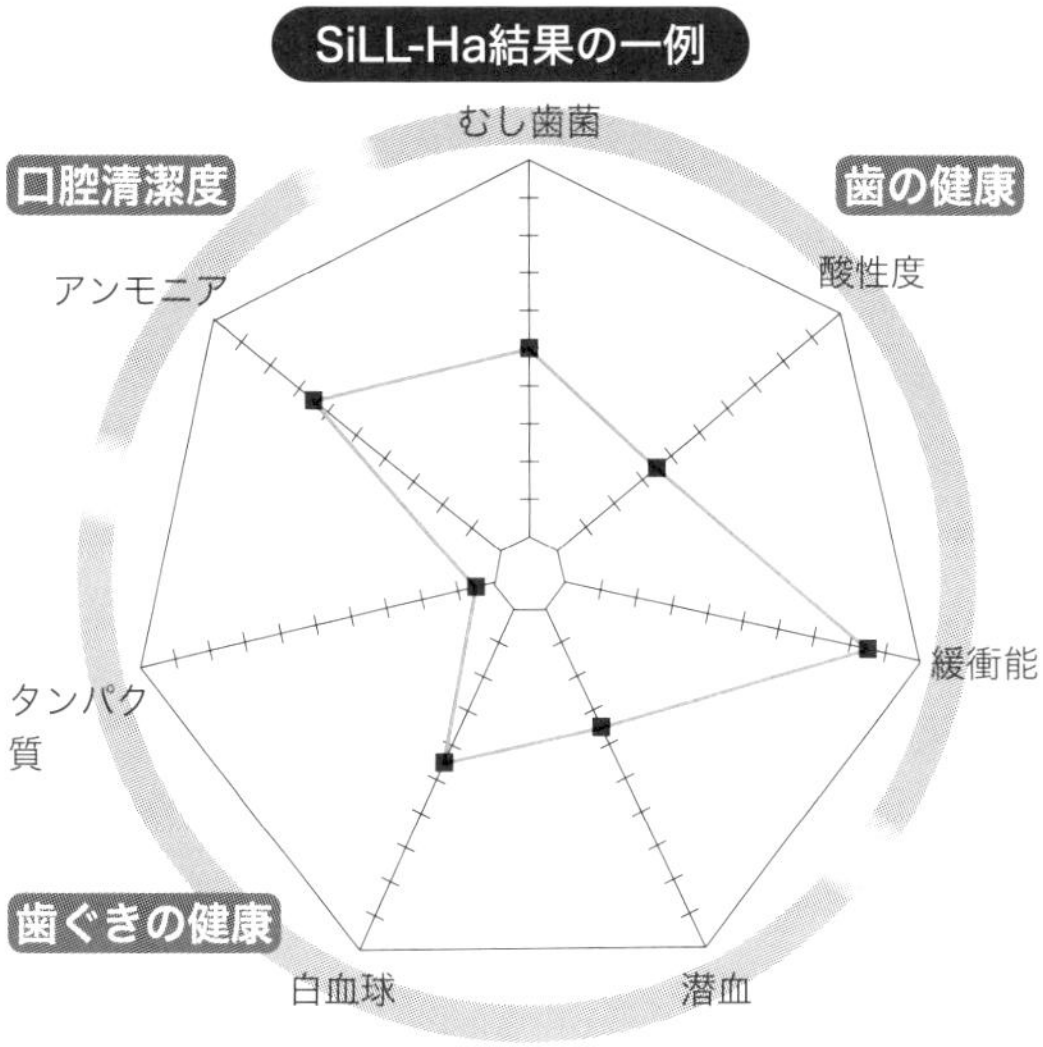
SiLL-Ha結果の一例
むし歯菌
口腔清潔度
歯の健康
酸性度
アンモニア
緩衝能
タンパク質
潜血
白血球
歯ぐきの健康

だ液中の「潜血（混じっている血）」「白血球数」などを調べて歯周病のリスクやいまの口の中の状態をチェックします。

検査結果はグラフで示されるのですが、七角形の大きさが小さいほどむし歯や歯周病のリスクが低く、大きく飛び出た部分がリスクの高い要因です。むし歯や歯周病は歯科で適切な治療を受けることも大事ですが、**口の中をむし歯や歯周病になりにくい状態に保つことが基本**になります。

だ液検査の結果は体質によるものもありますが、生活習慣が関係しているものもあります。口の中をいい状態に保つためのセルフケアはＰＡＲＴ３で紹介します。

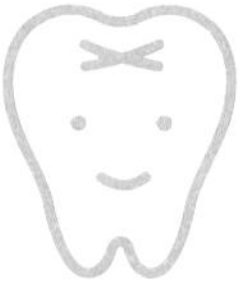

むし歯や歯周病はストレス対策が大事！

歯だけでなく健康の要となるストレス対策

これはむし歯や歯周病に限った話ではないのですが、過度なストレスや睡眠不足を避けることも大事です。

特にストレスは歯周病と関係していて、**ストレスがひどいときには歯周病が悪化する**ケースがよく見られます。自然治癒力が低下すること、噛みしめ（Ｐ１４７参照）による歯やあごへの負担が大きくなること、だ液の分泌量が減ることなどが原因といわれています。ストレスがあると甘い物が欲しくなることも関係しているのでしょう。

ストレスは万病の元。身体的に疲れているときは睡眠時間を多めにとり、心が疲れているときは瞑想（Ｐ１６０参照）するなどして、ストレスを解消しましょう。

眠ることは健康の基本です。脳や体は眠っている間に傷ついたところを修復してメンテナンスしています。睡眠時間がとれないと修復作業がスムーズにできなくなり、やがては深刻な病をもたらします。治療や歯磨きも大事ですが、**睡眠時間を確保すること**も心がけましょう。

PART 3

むし歯&歯周病予防の基本となるホームケア

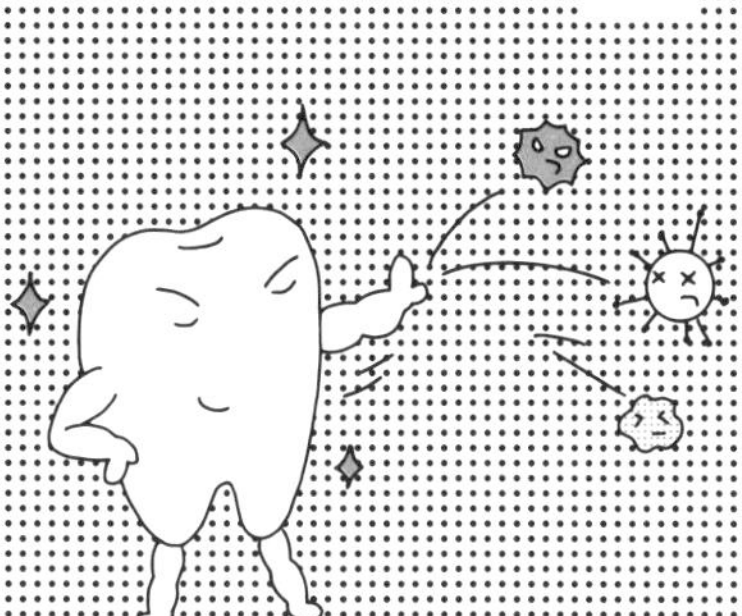

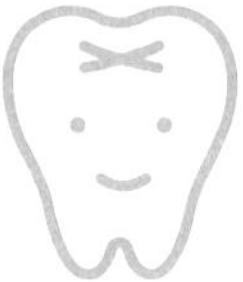

適切なブラッシングでプラークを除去

歯磨きのポイントは歯ブラシの持ち方と動かし方

歯ブラシや歯磨き粉の種類にこだわるのもいいのですが、やはり大事なのはブラッシング（磨き方）です。ゴシゴシと力を入れて歯磨きをしていると、歯ぐきにかえってダメージを与えてしまいます。正しい歯磨きの仕方を覚えて実践できれば、むし歯や歯周病のリスクがぐんと下がります。

歯ブラシを持つときには、**握るのではなく鉛筆のように持ちます**（左ページ参照）。歯ブラシの動かし方は、歯の場所によって異なります。

前歯など磨きやすい箇所は、**歯ブラシを歯と歯ぐきの境目に斜め45度に当てて**、力を入れず、横にまっすぐリズミカルに動かし、毛先の弾力でやさしく落とします。

バイオリンの弓を動かすようなイメージで、シャカシャカという音がすれば、きれいに磨けているサインです。歯ブラシをまんべんなく、ずらしながら、磨き残しがないように動かします。

歯の表側、内側、噛む面、奥歯の横側（背中側）を、順番に磨きます。

正しい歯の磨き方

歯ブラシの当て方

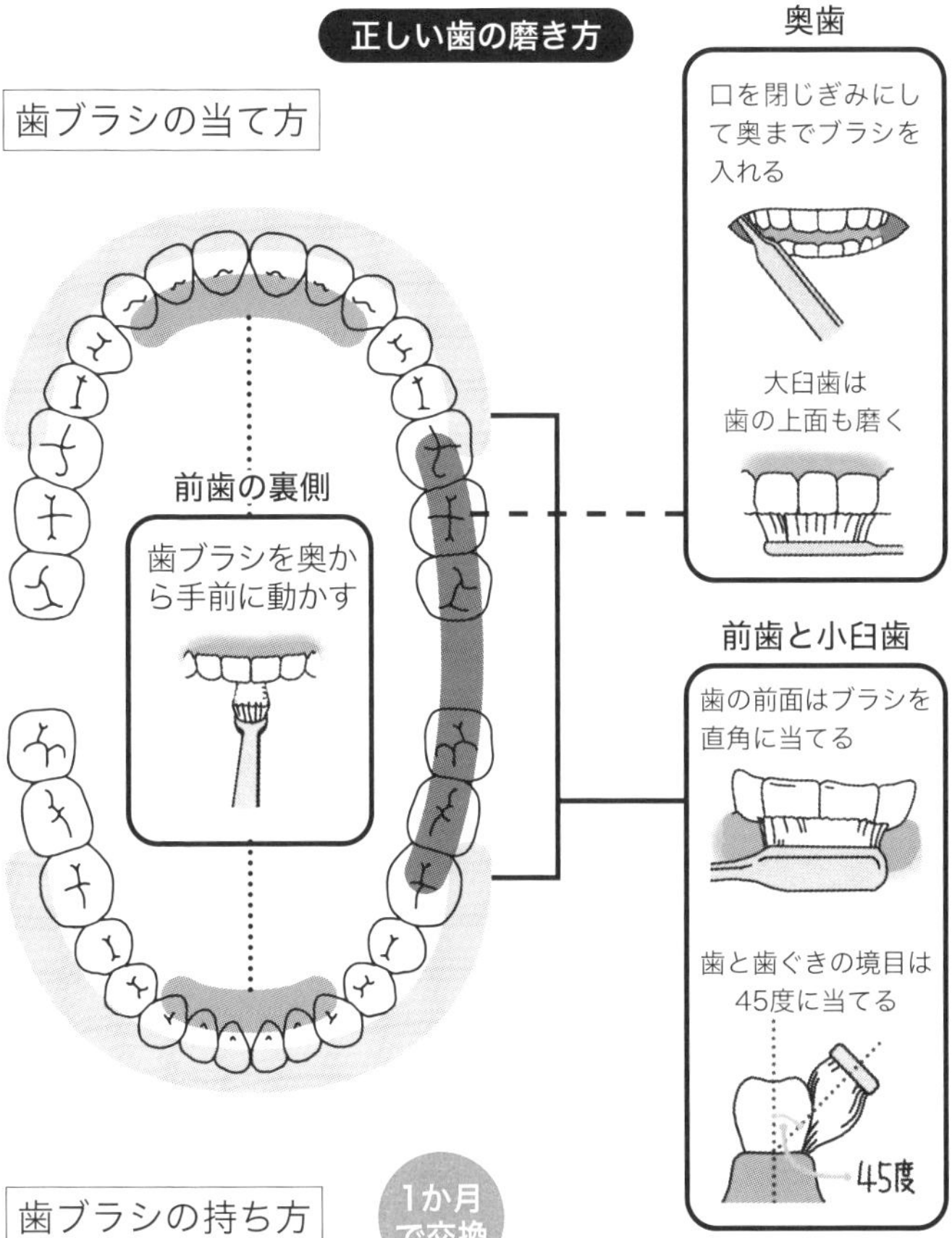
奥歯
口を閉じぎみにして奥までブラシを入れる
大臼歯は歯の上面も磨く
前歯の裏側
歯ブラシを奥から手前に動かす
前歯と小臼歯
歯の前面はブラシを直角に当てる
歯と歯ぐきの境目は45度に当てる
45度

歯ブラシの持ち方

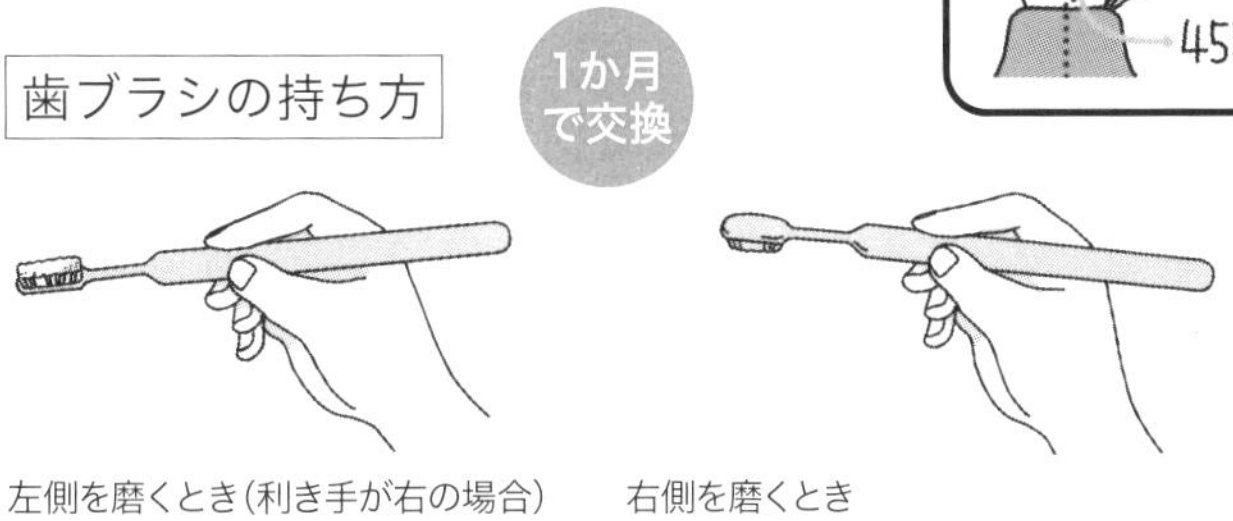
1か月で交換

左側を磨くとき（利き手が右の場合）
鉛筆を持つように歯ブラシを持つ

右側を磨くとき
歯ブラシを反対に返し、右側の歯に当てる

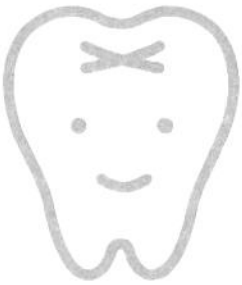

歯と歯の間は歯間ブラシやデンタルフロスでケア

中高年や歯周病がある人には歯間ブラシやデンタルフロスが重要

むし歯や歯周病は歯と歯の間で進行しやすくなっています。ここは歯ブラシでは磨けないので、毎日、**歯間ブラシ**や**デンタルフロス**できれいにしましょう。

歯磨きをしたときに出血するなど、すでに歯周病がある人や、治療済みの歯が多い人、中高年は、特に歯間ブラシでのケアが重要で欠かせません。

私は患者さんには歯間ブラシをすすめています。歯と歯の間の歯肉は弱く傷つきやすいので、過度なデンタルフロスの使用はあまりおすすめしていません。

歯間ブラシはサイズの合ったものをデンタルフロスは糸状がおすすめ

歯間ブラシにはサイズがあり、自分の歯の状態に合ったものを選びます。サイズが小さくてスカスカでもダメだし、大きすぎてもよくありません。最初に歯科医院で適切なサイズの歯間ブラシを選んでもらいましょう。歯周病が改善すると歯間ブラシのサイズも変わります。定期的にメンテナン

歯間ブラシ・デンタルフロスの使い方

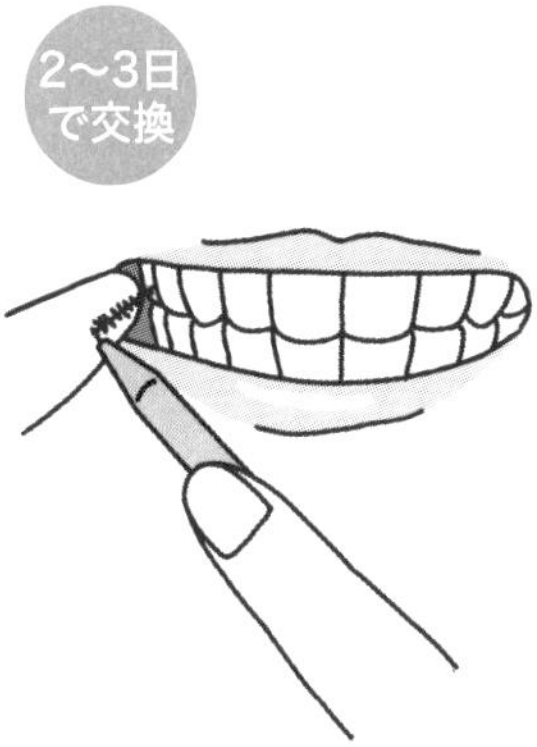

奥のほうは手で唇を引っ張り、歯間ブラシの先を曲げて入れるとよい

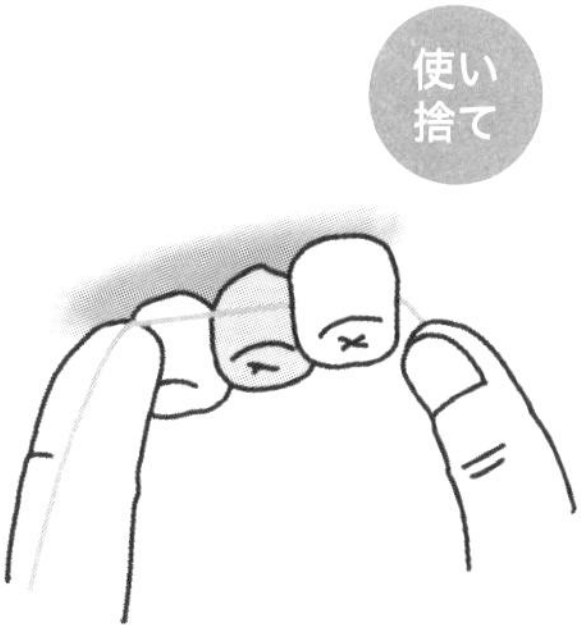

治療済みの歯がある場合は、デンタルフロスを引き抜く

スを受け、歯ぐきの状態に合ったものを教えてもらいましょう。

歯周病や治療済みの歯が少なく、歯と歯の間が狭くて歯間ブラシが入らないくらい密着している部分の汚れを取る場合は、デンタルフロスを使用しても問題ありません。

治療済みの歯があるけれど、歯と歯の間が狭く歯間ブラシが入らないなどでデンタルフロスを使用する場合は、フロスを引き上げたり、引き下げたりせず、上図のように**横から引き抜く**ようにしてください。

柄付きのデンタルフロスもありますが、これだと引き抜くことができないので糸状のものがおすすめです。

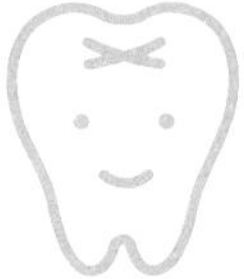

むし歯菌のエサになる糖質を控える

むし歯菌のエサになる糖質について知っておこう

むし歯菌はもっとも小さな糖質の分子である**単糖類**を原料に酸をつくります。単糖類にはブドウ糖や果糖（フルクトース）が当てはまります。

果物に含まれる果糖は血糖値を上昇させないといわれていますが、むし歯菌と血糖値は関連がありません。果糖もむし歯菌のエサになり、酸がつくられます。甘い果物もむし歯のリスクになることを覚えておきましょう。

むし歯になりやすいかも？ 食事チェック

- □料理で砂糖をよく使う
- □煮物やすき焼きなど濃い味のものが好き
- □早食いで、食事のときにあまり噛まない
- □あめ、ガム、キャラメルをよく食べる
- □クッキーやビスケットが好きだ
- □甘いジュースやコーヒーをよく飲む
- □水分補給はスポーツドリンク
- □健康のために乳酸菌飲料を飲んでいる

＊キシリトールなど特別な甘味料を使用していないかぎりすべてむし歯の要因となる。

一方、砂糖はブドウ糖と果糖が結合した**二糖類**です。二糖類はむし歯菌が酸だけでなくネバネバ物質である不溶性グルカンをつくるのでさらにやっかいです。二糖類は砂糖のほかに麦芽糖（マルトース）、乳糖（ラクトース）などがあります。

ハチミツはむし歯のリスクにならないと紹介されていることがありますが、これは間違った古い情報です。最新の研究報告では、ハチミツも酸をつくる原料となり、むし歯の大きなリスク要因であることが明らかになっています。

ごはんやパン、麺などに含まれるでんぷんは、単糖がいくつも結合した多糖類なのですが、食べる量や回数が多いと、これらもむし歯のリスクになります。

糖質は適度に摂るぶんには問題ないのですが、過剰に摂っているとむし歯や歯周病のリスクが高まります。さらに、過剰な糖質は血管にダメージを与え、糖尿病や動脈硬化を進行させます。長年続くと、脳卒中や心筋梗塞、認知症など、深刻な病気のリスクを高めるので要注意です。

甘いお菓子やドリンクはできるだけ避けて、でんぷんが多いごはん・麺・パン、甘くないスナックも食べすぎないようにしましょう。まったく食べないのは無理なので、食べ方への注意が必要です。

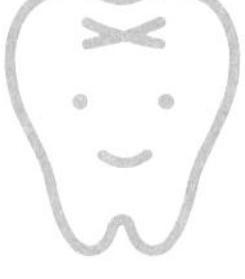

むし歯になりにくい食べ方がある

食べる回数を減らすだけで むし歯の予防になる

むし歯菌のエサになる糖質を控えることはもちろん大事なのですが、食べるタイミングや回数に注意するだけで、むし歯の予防になります。

131ページで説明したように、歯は溶けては（脱灰）かたまる（再石灰化）ことを繰り返しています。食事、間食も含め、口の中に食べ物がある時間をできるだけ短くすることで、歯が修復する時間を長くとれることになり、むし歯の予防になります。

ダイエットなどで一度に食べる量を減らして食事の回数を増やす「ちょこちょこ食べ」をすすめられることがありますが、むし歯予防の観点からいうとこの逆で、**食事の回数が少ないほうがいい**ことになります。

ただ、食事は生命維持に必要な栄養を補給するために必要ですから、極端に量や回数を減らす必要はありません。

注意したいのが間食です。実のところ、大人のおやつ（間食）は満足感を得たり、ストレス解消のためだったりすることがほとんど。**歯や健康のためには食べないほう**

むし歯になりにくいおやつ

×

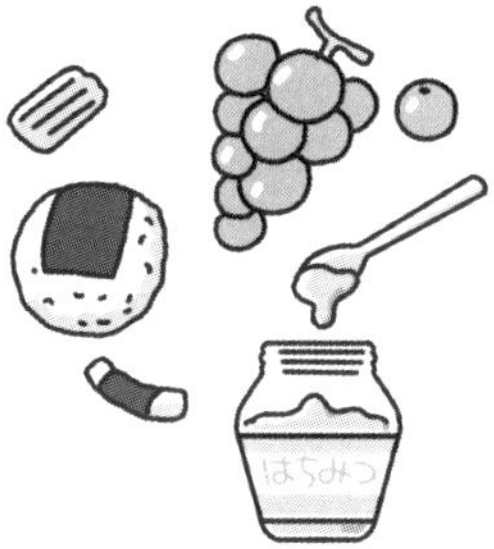

甘くないせんべいやあられ、甘い果物、ハチミツ（これらも糖質なのでむし歯菌のエサになる）

○

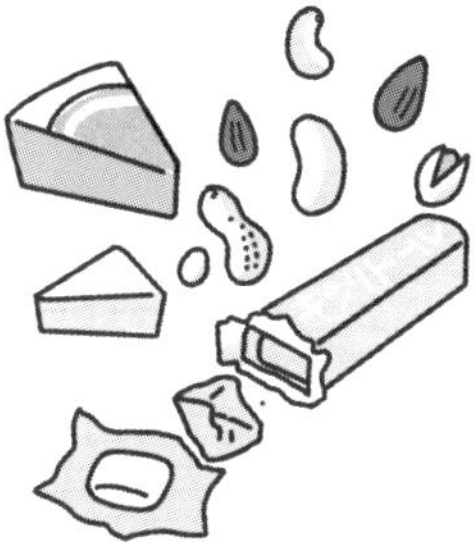

ナッツ、チーズ、キシリトールガム（歯を丈夫にしてむし歯予防に役立つ）

がいいのです。気分転換のためにおやつが必要、という人は、むし歯のリスクが少ないおやつを選びましょう。

特に危険なのが、**甘いものをだらだら食べること**です。例えば、板チョコを食べるのであれば、1時間おきに1切れずつ食べるよりも、一度に5切れ食べたほうが、むし歯予防には有効です。

あと、**寝る前の間食は厳禁**です。寝ている間にバイオフィルムが増殖します。朝までの時間が長いこともありますが、就寝中はだ液の分泌量が少ないので、よりむし歯菌が増殖しやすい環境になります。就寝前1時間は食べないようにしましょう。

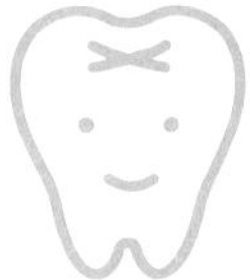

歯を溶かす酸性の食べ物

こんな食生活が"酸蝕歯"を招く

□炭酸飲料をよく飲む
□スポーツドリンクをよく飲む
□クエン酸入りの粉末ドリンクをよく飲む
□健康のために酢が入ったドリンクを毎日飲んでいる
□マヨネーズや酢入りのドレッシング、酢をたくさん消費している
□柑橘類やキウイフルーツなど酸味のある果物を好んでよく食べる
□ゲップなどで胃酸が逆流することがある

＊上記はすべて口の中の酸性度を高める要因になる。当てはまる項目が多いほど酸蝕歯のリスクが高い。

歯が酸に蝕まれていく
"酸蝕歯《さんしょくし》"が注目されている

むし歯、歯周病に続く歯の病気として注目されているのが酸蝕歯です。文字通り、**酸で歯が蝕まれ、溶けてしまう症状**のことで、日本人の4人に1人が酸蝕歯というデータもあり、注意が必要です。

むし歯は細菌が糖をエサにつくりだす酸で歯が溶けてしまうのですが、酸蝕歯は飲食物などに含まれる酸が、ゆっくりと歯を溶かしていきます。

歯が透けて薄くなっていたり、象牙質が

透けて歯が黄ばんでいたり、むし歯がないのに歯がしみたりするのは酸蝕歯のサインです。

飲み物のpHをチェックして酸性度の高いものを避ける

酸蝕歯の主な原因は、炭酸飲料やスポーツドリンク、柑橘類、酢など酸性度の強い飲食物です。歯の表面を覆うエナメル質は酸に弱く、pHが5・5以下になると溶け始めるといわれています。

酸性度の目安は「酸っぱさ」です。酢やレモン、マヨネーズなど酸っぱい味がするものは酸性度が高くなっています。料理の味付けに使うくらいならいいのですが、そのまま飲んだりするのは避けましょう。

炭酸飲料水やスポーツドリンクなどは、炭酸やクエン酸などで酸性度が高いうえに糖質も入っていて、歯によくないドリンクの代表です。歯のことを考えると、飲む頻度を減らしたり、ストローで飲むなどしましょう。

このほかに、胃液が逆流する**逆流性食道炎**も酸蝕歯のリスクになります。食道に炎症を起こすこともあるので、胸やけ、げっぷ、呑酸《どんさん》（口の中が酸っぱく感じる）などがある場合は、内科や胃腸科、消化器科などの受診をおすすめします。

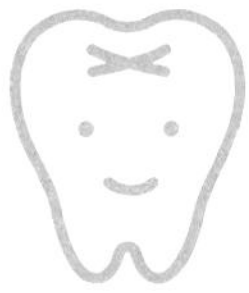

寝る前の甘いものは絶対NG

むし歯の要因になるだけでなく
就寝中の食いしばりを招く

就寝前に甘いものを食べても、歯磨きをすればいいと思っている人がいますが、むし歯以外に歯にダメージを与える要因となることがあります。

最近、新たな口腔トラブルとして注目されているのが「**歯ぎしり**」や「**歯の食いしばり**」です。これらは噛み合わせの悪さ、ストレスなどが要因とされています。

ストレス対策はもちろん大事ですが、寝る前に甘いものを食べる習慣があるのなら、それをやめてみましょう。

なぜなら、寝る前に甘いものを食べた反動で、逆に低血糖に陥る「**夜間低血糖**」が、歯ぎしりや食いしばりを引き起こしていることがあるからです。

また、ふだんから糖質を過剰に摂っていると、血糖値をコントロールするインスリンの分泌異常が起き、日常的に血糖値が乱高下しやすくなり、睡眠時に「**血糖値スパイク（食後高血糖）**」が現れる傾向があります。糖質を摂りすぎないよう気をつけましょう。

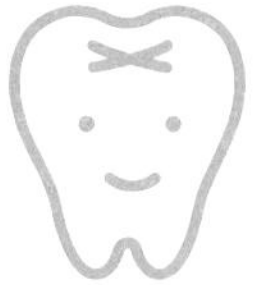

歯にダメージを与える噛みしめ

口腔トラブルの新たな要因 〝歯の噛みしめ〟

口を大きく開けたときに、「あごが痛い」「音が鳴る」という人や、口を大きく開けられないという方は、噛みしめがクセになっている可能性があります。

噛みしめは、過度なストレスやあごのまわりの筋肉のこわばり、生活習慣などさまざまな要因があります。

ふつう、何もしていないときに上下の歯は1～2㎜のすき間が空いているはずなのですが、習慣的に上下の歯を接触させるクセがついていることがあり、TCH（tooth contact habit／歯列接触癖）と呼ばれます。

通常、歯と歯が接触している時間は1日20分以内です。TCHが続くと歯やあごに持続的な負担がかかります。歯がすり減ったり、治療中の仮歯やかぶせ物が取れやすくなったり、歯周病が悪化しやすくなったりします。**歯だけでなく、顎関節症、肩こり、頭痛などさまざまな不調につながる**ので、ひどくなる前に対処する必要があります。まずは自分の上の歯と下の歯が、日常的についていないかチェックしましょう。

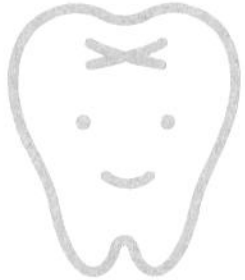

歯に負担をかけない噛み合わせ

正しい噛み合わせの状態

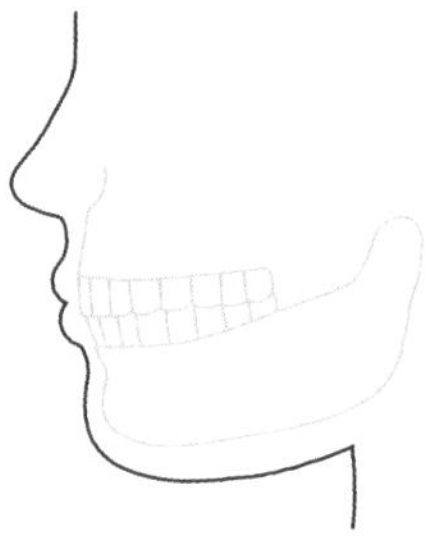

口を閉じたときに上下の歯が接している

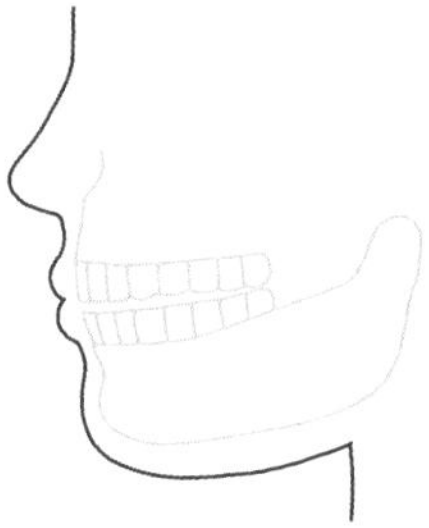

口を閉じたときに歯と歯の間が1〜2mmあいている

呼吸しているとき
歯がどうなっているかチェック

イスに座って背スジを伸ばし、目と口を閉じたときに、歯の状態はどうなっていますか？　本来なら、上下の歯の間にはわずかなすき間があります。これがあごの関節や筋肉にとっては楽な状態です。

上下の歯がついてしまっている場合は、習慣的に余分な力があごの関節や筋肉にかかっています（TCH／前ページ）。まずはあごの位置を意識して、上下の歯が接触している時間をできるだけ減らしましょう。

歯やあごに負担をかけない食べ方

噛むときは大きく口をあける

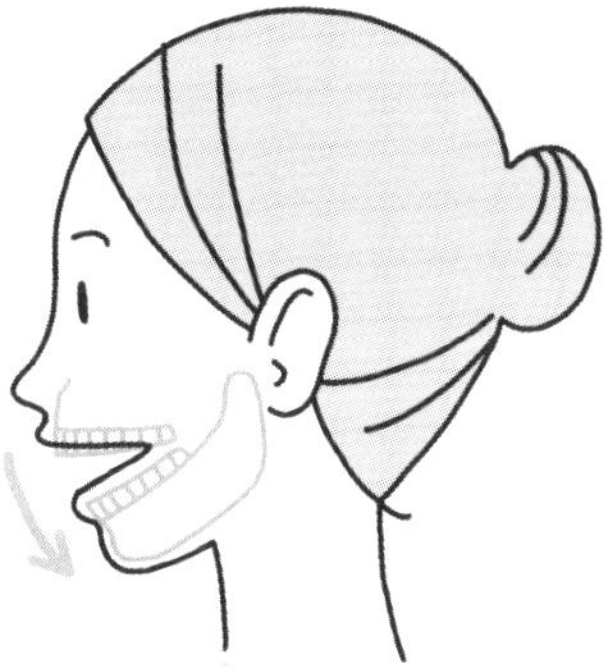

下あごを大きくおろすと上あごが上がり、反動で自然と歯と歯が合わさる。力を入れて噛まなくても口の中のものを咀嚼できる

食べ方にもひと工夫
噛むときには下あごを意識する

健康のためによく噛んで食べるというのは、もはや常識です。ただ、噛むことを意識しすぎて、歯やあごに負担をかけていることもあります。

実は、噛むときに力を入れる必要はありません。あごが大きく開けば、力を入れなくても、咀嚼することができるのです。

噛みしめるのではなく、**下あごを大きく動かして**咀嚼空間を大きくとり、リズムを刻んで咀嚼してみてください。

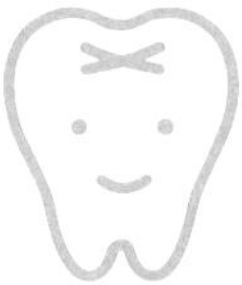

咬筋《こうきん》マッサージでコリをほぐす

意外とこっている
口の周辺の筋肉

口が開けにくくなっていたり、あごが鳴ったりするときには、口まわりのコリをほぐす**「咬筋マッサージ」**がおすすめです。

咬筋は咀嚼に関わる筋肉で、咬筋のコリは首や肩の筋肉にまで影響を与えます。

歯ぎしりや食いしばりのクセがある人は、咬筋がかたくなりやすく、咀嚼するときに、あごを大きく動かしにくくなります。

まず、両手の親指以外の指を、それぞれのほおに当てて、あごを閉じたり開いたりしてみてください。このとき動いている筋が咬筋です。咬筋がわかったら、指を左右上下に動かしてみましょう。痛みがある場合はこっているので、次ページで紹介する咬筋マッサージで、コリをほぐしましょう。首や肩をほぐすことも大切です。

口から肩にかけて筋肉がほぐれると、口が開けやすくなります。血流がよくなるので、口まわりの筋肉にハリが出て見た目が若返り、また、脳や首への血流が増加するので、脳の活性化も期待できます。

咬筋マッサージのやり方

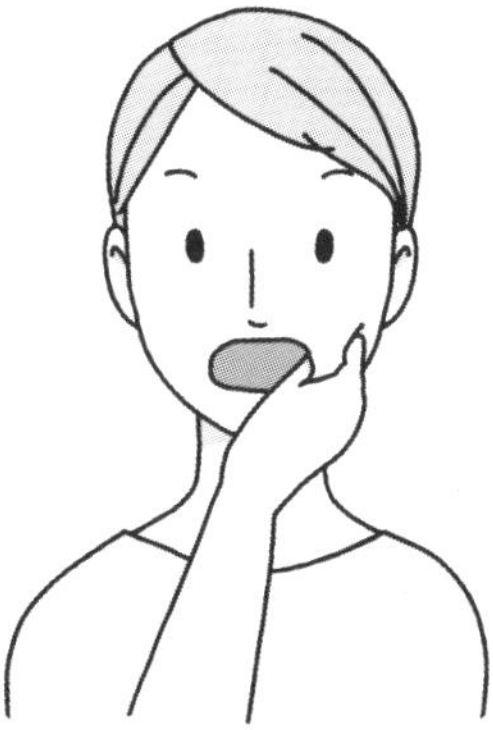

①口の中をすすぎ、手をよく洗う。
②親指を口の中に入れる。
③ほおの上側にある咬筋に親指を当て、外側の指と挟むようにしてマッサージする。
④下側の咬筋も同様にしてマッサージする。
⑤反対側も行なう。

＊片側を数分ずつマッサージする。
＊ほおの内側と外側から、指の腹でやさしくもみほぐす。

咬筋の位置

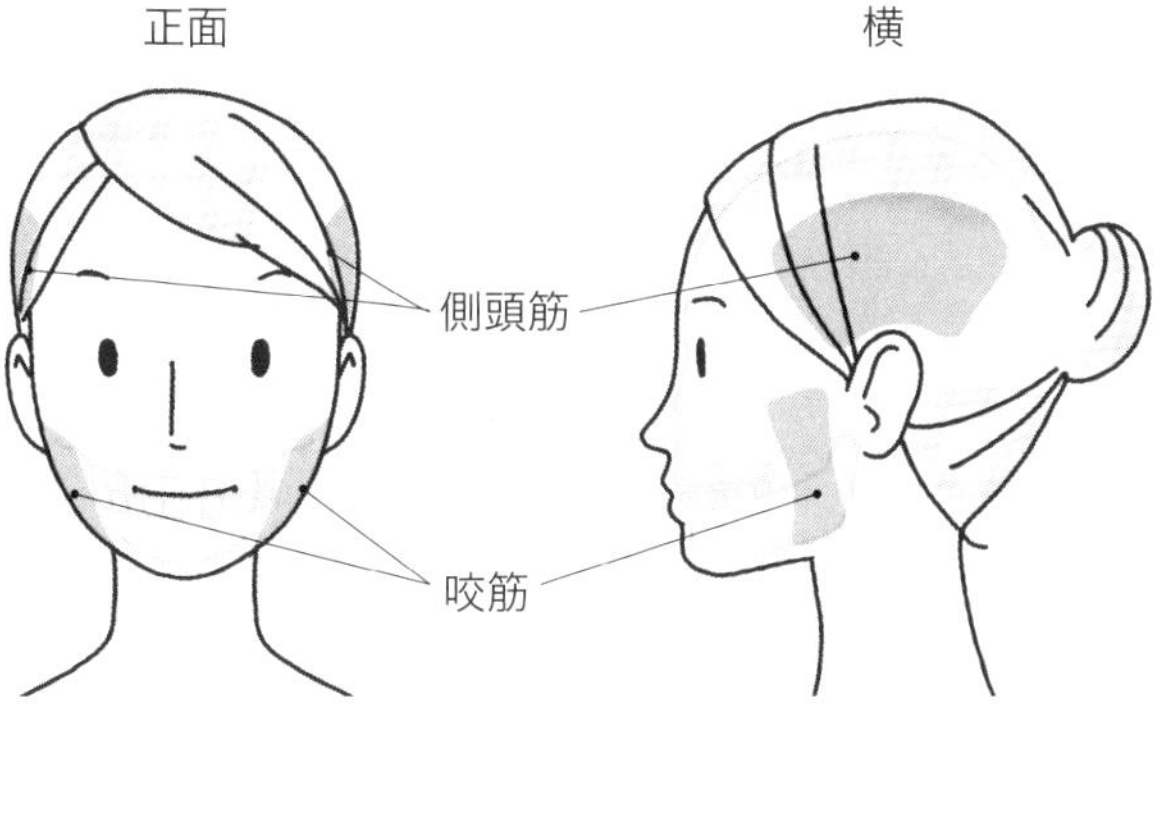

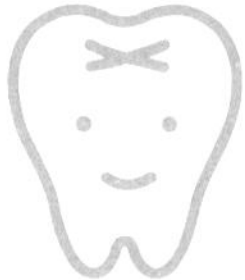

だ液の分泌量を増やして歯を守る

だ液の状態をチェックしてみよう

□口の中がネバネバすることがある
□鏡で舌を見ると白いもの（舌苔）がついていることが多い
□朝、起きたときに口が渇いている
□口臭がきつい
□よく噛まずに食べている（早食い）
□食事のときにむせやすい
□口で呼吸している
□舌で歯をなめるとヌルヌル、ザラザラしていることが多い

＊当てはまる項目が多いほどだ液の量や質に問題がある。

だ液は歯を守る万能薬
だ液の分泌量を増やそう

だ液は耳の下にある耳下腺《じかせん》、舌の根元にある舌下腺《ぜっかせん》、あごにある顎下腺《がっかせん》の3か所から分泌されています。だ液にはIgAという強力な殺菌作用がある抗体のほか、口の中の汚れを洗い流す洗浄作用、口腔内のpHを保つ作用、歯の再石灰化を促す作用などがあり、**歯を守る万能薬といえます。**

だ液には食事をしたときに分泌される「**刺激だ液**」と、刺激がないときに分泌されている「**安静時だ液**」の2種類があります。

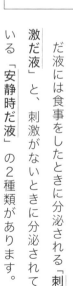

だ液腺マッサージのやり方

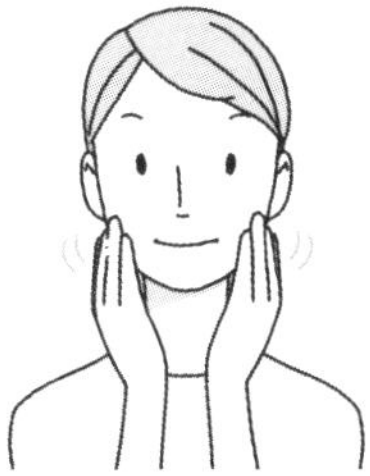

耳下腺マッサージ

耳のやや前方。上の奥歯の当たりを指の腹でやさしくなでる

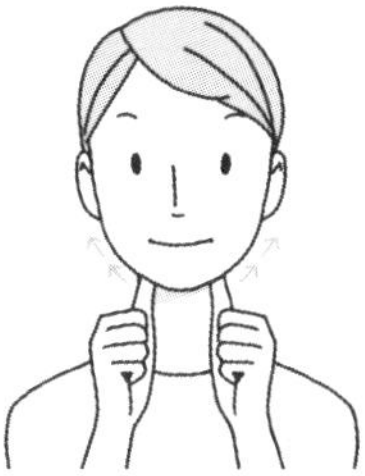

顎下腺マッサージ

あごの横側の骨の内側のやわらかい部分。親指を当てて耳の下からあごの下まで順に押す

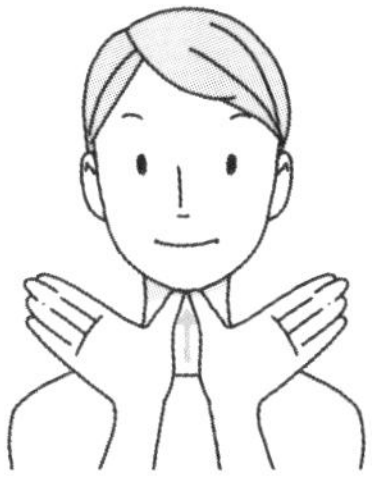

舌下腺マッサージ

あごの先のとがった部分。両手の親指をそろえて当て、上方向に上げる

刺激だ液は咀嚼回数が多いほど分泌量が多くなるので、よく噛んで食べるだけでだ液の分泌量が増えます。

刺激だ液に比べると少ない安静時だ液の分泌量が、歯周病の予防に関係します。50代以降に増える、口中が乾燥する「**ドライマウス**」は歯へのダメージに直結するので、舌下腺マッサージを行なってだ液の分泌を促しましょう。

だ液腺マッサージを行なうと、だ液の分泌量が増えて口周りの筋肉がほぐれます。だ液中には脳の栄養物質である**BDNF**（脳由来神経栄養因子）も分泌されているので、脳の活性化にも役立ちます。

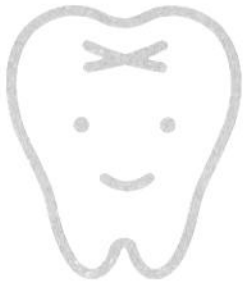

舌の位置をチェックしよう

舌が正しい位置にあるか
チェックしてみよう

口を閉じているとき、舌を動かす位置がどこにあるかチェックしてみてください。

口呼吸を習慣にしていると、舌を動かす筋肉が弱くなり、舌先が上の前歯や下の前歯の裏についていることがあります。この状態を、「低位舌」といいます。

低位舌になっていると、口呼吸になりやすいだけでなく、舌の下にあるだ液腺が塞がれてだ液の分泌がうまくできなくなり、口の中の乾燥にもつながります。

正しい舌の位置と低位舌

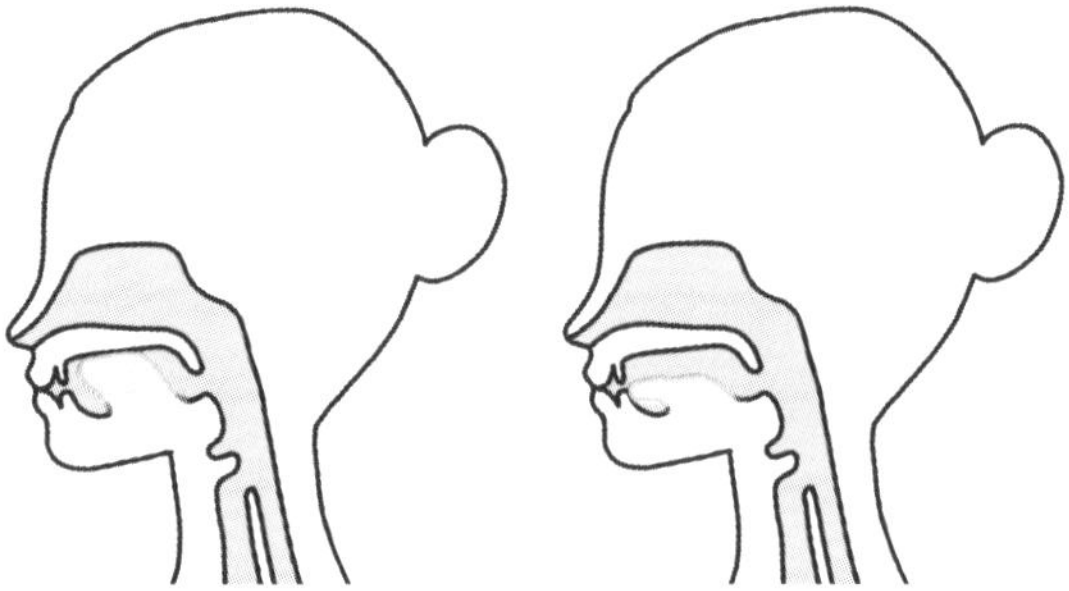

舌の先が前歯に触れず、舌の中央が上あごについている

低位舌。舌先が上または下の前歯の裏側についている

むし歯予防&健康長寿には鼻呼吸

鼻呼吸と口呼吸の違い

〔鼻呼吸〕　〔口呼吸〕

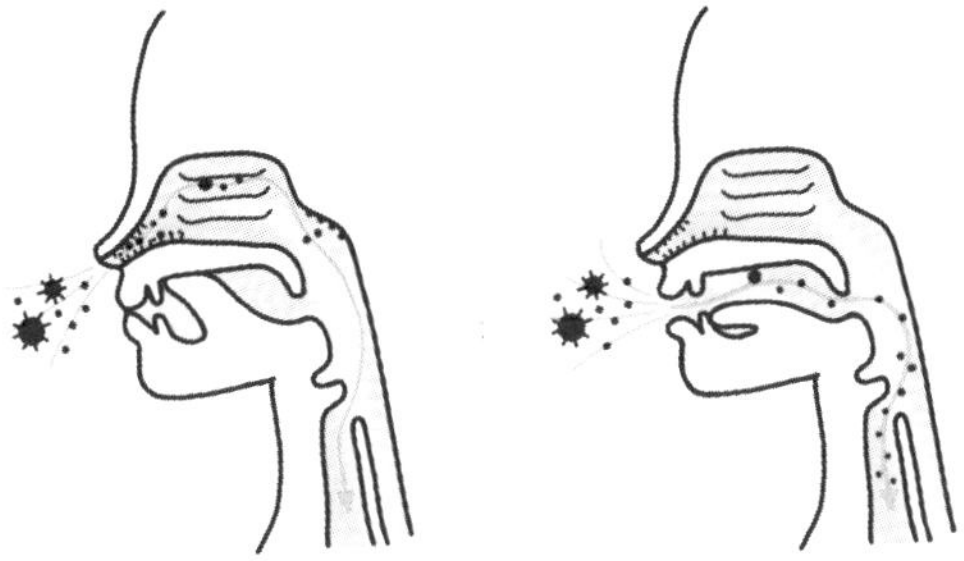

鼻腔内には異物や病原菌を防御するシステムが備わっている

口呼吸だと口の中が乾燥しやすく、細菌が増殖しやすい

鼻呼吸にするだけで むし歯のリスクが激減

だ液の分泌量に関わっているのが呼吸です。私たちは1日に約2万回呼吸しています。ふだんの呼吸はどこで行なっていますか？　口で呼吸していると、乾いた空気が口の中を通るため、口の中が乾燥してしまい、安静時のだ液が不足してしまいます。

先ほど述べたように、だ液は歯を守る万能薬です。だ液が不足すると、それだけむし歯になりやすくなるので、**鼻呼吸**を心がけるだけでむし歯予防につながります。

意識せずに口呼吸をしている状態は「**隠れ口呼吸**」と呼ばれ、口の中が乾燥しやすくなるだけでなく、さまざまな疾患を招くといわれています。舌の表面が白っぽかったり両端がデコボコしたりしている人は、舌が下がっている疑いがあります。

舌を鍛える体操は、福岡県の今井一彰先生（みらいクリニック院長）が考案した「**あいうべ体操**」がよく知られていますが、舌を右回り、左回りに大きく動かしたり、まっすぐ前に出したりするだけでも、舌や舌を動かす筋肉を鍛えることができます（次ページ参照）。毎日行なっていれば、舌の位置は自然と正しい位置に戻ります。

ふだんから鼻で呼吸しよう 口は閉じておくこと

鼻粘膜には細菌やウイルスなどの病原菌をシャットアウトする機能が備わっているので、感染症などの予防という意味でも鼻呼吸が正解です。

鼻やのどの粘膜には細菌やウイルスなどの異物が体内に侵入しないようにブロックする働きがありますが、だ液が十分に出て、粘膜が潤っていたほうが異物をブロックする力は強くなります。

鼻粘膜からは1日、1～2リットル以上の水分が分泌されていて、鼻呼吸することで鼻粘膜が異物をキャッチする力が強まり

舌を動かして鍛えよう

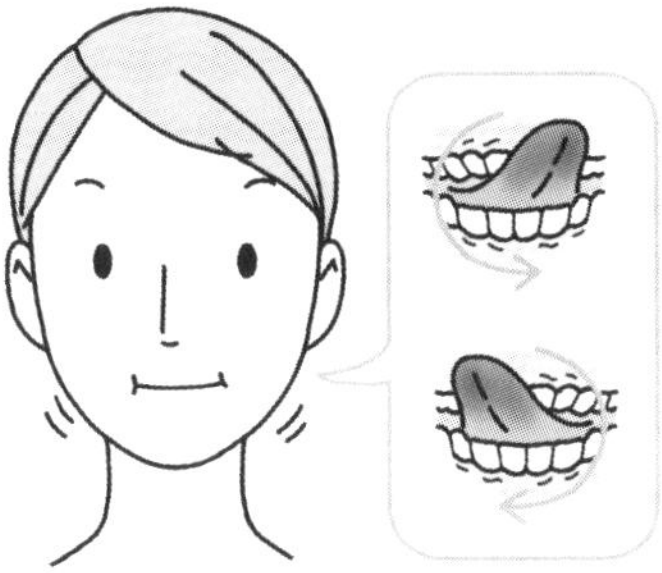

舌を大きく右回り、左回りに動かす。上下の歯をなぞるようにして、左右各15回ずつ回す

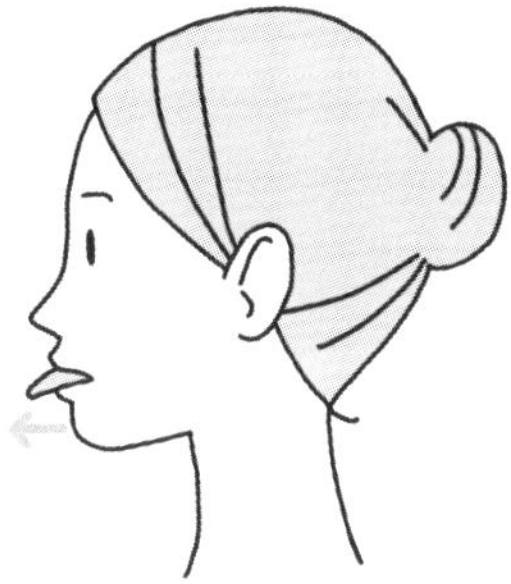

舌の根元を伸ばすよう意識して、「ベーッ」とまっすぐ前に突き出す。15回行なう

ます。

口呼吸だと鼻粘膜を通らないうえに、咽頭の粘膜が乾燥するので、異物をブロックする力が弱くなってしまいます。

感染症予防という意味でも、鼻呼吸を心がけましょう。

鼻呼吸のメリットは、もうひとつあります。それは、インフルエンザや新型コロナウイルス感染症（COVID-19）などの予防になることです。口呼吸をしていると、ウイルスや細菌などを含んだ空気が、直接のどの奥まで侵入してしまうため、感染症のリスクが高くなります。ふだんから鼻呼吸を心がけましょう。

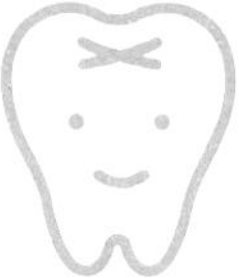

ココナッツオイルプリングのすすめ

ココナッツオイルで口の中の汚れを洗い流す

プリング（pulling）には、「引き出す、引き剥がす」という意味があります。**ココナッツオイルプリング**は、ココナッツオイルで口をすすぐ健康法です。もともとは、インドの伝統医学・アーユルヴェーダの中のオイルを用いた口腔ケア「ガンドゥーシャ」が由来といわれています。

衣類のクリーニングで油汚れを油で落とすのと同じ理論で、オイルで口の中の油汚れを洗い流します。病原菌の細胞膜の主成分は油ですし、病原菌が出す毒素も油を含んでいます。**オイルで口の中をすすぐことで、油といっしょに病原菌や毒素を洗い流すことができる**のです。

エビデンスはまだありませんが、新型コロナウイルスも脂質とタンパク質で構成される被膜で覆われているので、ココナッツオイルによる洗浄効果が期待できます。

ココナッツオイルだから殺菌・抗炎症効果がプラスされる

うがい薬の頻繁な利用は口中の細菌バラ

ンスを悪化させますが、オイルプリングは口の中の細菌バランスを整えてくれます。やり方はオイル大さじ1を口に含んでなじませ、オイルを口の中で転がすようにしてすすぎます。5～10分間経ち、だ液が混じって水っぽくなったら、ティッシュなどに吐き出します（飲み込まないよう注意）。

ココナッツオイルプリングのやり方

①ココナッツオイル大さじ1を口に含み、5〜10分、オイルを転がすように口の中をすすぐ。
②だ液が混じって水っぽくなったらティッシュなどに吐き出す。

＊温度が低いと固まるので排水溝に流さないこと！

植物性のオイルであればなんでもいいのですが、私は**ココナッツオイル**をすすめています。それは、ココナッツオイルに強い殺菌作用や抗炎症作用があるからです。

ココナッツオイルに含まれるラウリン酸には強い殺菌作用があり、肌に塗ると湿疹やニキビなどを改善することがわかっています。アトピー性皮膚炎の改善効果があるという研究報告もあります。

ココナッツオイルプリングを行なうと、口腔内の細菌を減らすだけではなく、口臭予防にもなります。だ液の分泌もよくなるので、むし歯や歯周病の予防に役立ちます。もちろん、歯磨きも行ないます。

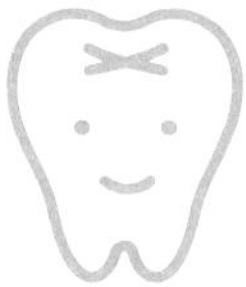

瞑想でストレス解消して歯を守る

食いしばりやだ液の減少などストレスは歯にも悪影響をもたらす

適度なストレスであればそれほど心配はいらないのですが、過度なストレスが長期間続いている場合は、むし歯がひどくなりやすいといわれています。

また、ストレスがかかっているときに分泌される**「ノルアドレナリン」**というホルモンには、気力や集中力を高める作用があるのですが、歯周病菌の毒素がつくられるのを促してしまう働きもあります。

そのため、過度なストレスを感じている人ほど歯周病などの炎症が起きやすく、悪化しやすいといわれています。

実際、むし歯や歯周病が急に悪化したときには、仕事が忙しくて疲れていたり、精神的なストレスを抱えていたりすることが少なくありません。

ストレスは受け止め方しだい1分間の瞑想でリフレッシュ

最近、ストレス対策として注目されているのが**「マインドフルネス」**です。マインドフルネスとは、『いまこの瞬間』を大切

1分間瞑想のやり方

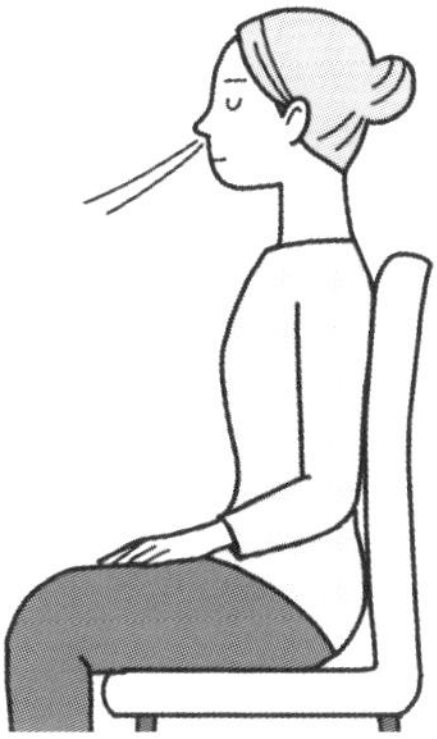

①背スジを伸ばして座る。イスに座ってもいいし、あぐらでもOK。
②みけんから顔、肩から腕と、徐々に力を抜いて上半身を脱力させる。
③手は太ももの上に軽く乗せる。目は閉じるか、半眼で前方をぼんやり見る。
④ゆっくりと鼻から息を吸って、鼻から息を吐く。1分間、呼吸を続ける。
⑤呼吸に意識を向け、お腹の動きや体の状態を感じる。「いま」に集中することで雑念を手放す。

＊朝起きたときや夜寝る前など、好きなタイミングで1日1回行なう。

にする生き方」のこと。いまに意識を向けることで、雑事にとらわれなくなり、心がおだやかになって、心身がリラックスした状態になると考えられています。

マインドフル状態になるには、**瞑想**が適しています。瞑想の基本は「**調身（姿勢を整える）**」「**調息（呼吸を整える）**」「**調心（心を整える）**」の3つです。

私自身も、アメリカの医師チョプラ博士が考案した「プリモーディアル・サウンド・メディテーション（原初音瞑想）」を、博士の直弟子である渡邊愛子さんに学び、実践しています。難しく考えず、まずは上の図の1分間瞑想を毎日続けてみましょう。

高齢者の口腔ケアは寿命に影響する

介護の現場で重要視される口腔ケア
お口の状態が悪化すると一気に老ける

百寿者が増えた一方で、独居老人も急増しています。独居で元気な高齢者もいますが、都会では孤立しがちです。近年、介護業界では食べないことで社会から孤立する**「オーラルフレイル**（口腔崩壊）」が問題視されています。

フレイルとは「frailty（虚弱）」という言葉からきていて、加齢によって心身の機能が徐々に低下していくことをこう呼びます。フレイル対策で特に重要視されているのが、口腔機能の維持です。むし歯や歯周病によって自分の歯が減ると、噛んだり飲み込んだりする機能が徐々に低下し、食べこぼし、食事のときにむせる（嚥下機能の低下）、噛めなくなる、滑舌の悪化などが生じて、**食の低下から一気に認知機能や運動機能の低下が進んでしまいます。**

口腔環境は、日々のケア、定期的な歯科でのメンテナンスで維持することができます。また、適切な義歯を入れることで噛む力は復活します。食は人生の楽しみのひとつです。「自分の歯でしっかり噛んで、おい

オーラルフレイルに陥っていませんか？

□食事のときにむせたり、食べこぼしたりするようになった
□食欲が湧かなくなった
□少ししか食べられなくなった
□固いものが食べられなくなった（やわらかいものばかり食べている）
□滑舌が悪くなった
□口臭がきつくなったように感じる
□自分の歯が減った
□入れ歯のメンテナンスをしていない
□あごの力が弱くなった（噛めない）

＊これらが積み重なると、認知機能の低下、運動機能の低下、さらなる摂食障害につながる危険性が高くなる。

しく食べる」ためには、若い頃からセルフケアで自分の歯を守り、歯科で歯科衛生士による定期的なメンテナンスを受け、口腔の健康を保つことがとても大事です。

歯磨きやうがいで誤嚥性肺炎のリスクが低下

高齢者の歯磨きやうがいは、歯だけでなく命を守ることにつながります。

高齢者ではだ液や飲食物を誤嚥《ごえん》（嚥下機能が低下して気道に落ちること）して肺炎を起こし、そのまま亡くなるケースが増えています。**歯磨きやうがいは誤嚥性肺炎の予防にも有効**です。

入れ歯も自分の歯と同じようにケアしよう

自分の歯でなくても噛めることが大事

むし歯や歯周病で歯が抜けてしまったときには、そのまま放置せず、義歯を入れてきちんとメンテナンスを受けましょう。

歯があるときには噛む刺激で骨や筋肉が強化されています。歯をなくしたまま放っておくと、その刺激がなくなり、周辺の歯や骨が弱くなります。

噛む力が低下すると食事がおいしく食べられなくなります。滑舌が悪くなるのでコミュニケーションに支障が出ますし、口元のしまりがないので見た目もよくありません。オーラルフレイルまっしぐらです。

定期的にメンテナンスを受け、自分に合った義歯をつけていれば、噛む力が戻ってきます。食事も摂れるようになり、滑舌や見た目も改善します。

自分の歯と同じようにきれいに磨こう

義歯は一生ものではありません。長い間使っていると、徐々に合わなくなることがあります。合わない義歯を使っていると、

入れ歯のお手入れ方法

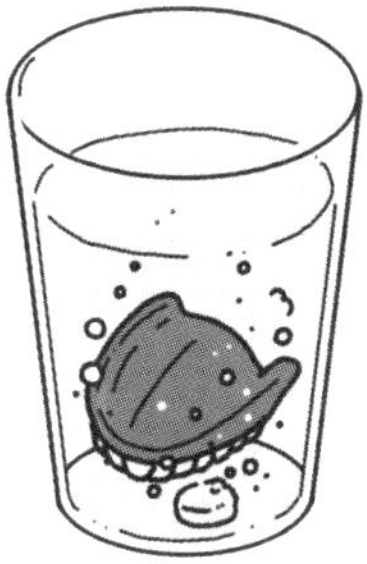

洗浄剤を使うと歯ブラシでは落としきれない汚れや真菌や細菌を除去できる。2〜3日に1回は洗浄剤で洗う

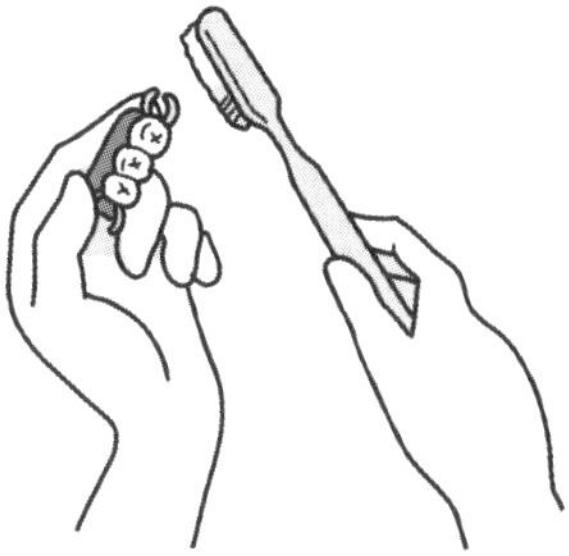

小さな入れ歯は外してから歯ブラシで磨く。汚れが落ちにくい金属の部分はていねいに、やさしく磨く

周囲の歯や歯ぐきに悪影響がありますし、噛み合わせに不具合が出ることも考えられます。**総入れ歯になったとしても、定期的なメンテナンスは必要**です。

また、自宅でのケアも大切です。義歯も自分の歯と同じように、毎食後のお手入れが必要です。外せるものは外して、歯ブラシを使って汚れを落とします。

さらに、2〜3日に1回は洗浄剤を使ってブラシでは落としきれない汚れを除去したほうが安心です。

義歯に汚れがついていると、残っている歯のむし歯のリスクや歯周病のリスクが高まるので、適切に手入れをしましょう。

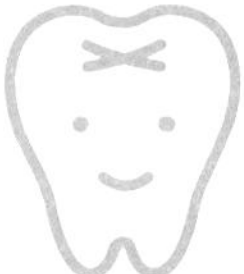

うがい薬や洗口液は諸刃の剣

洗口液だけでは不十分だし うがい薬は細菌バランスを崩す

歯磨きではなく洗口液ですませるという方がいらっしゃいます。洗口液にはバイオフィルム内の細菌増殖を抑えるものもありますが、それだけでは不十分です。

また、過度に使用していると、むし歯菌や歯周病菌以外の菌も殺してしまい、かえってお口の中の細菌バランスが崩れてしまうリスクもあるのが悩ましいところです。

うがい薬も同様で、水うがいと比較して、**ポビドンヨード（イソジンの主成分）のうがい薬を使ってうがいをしたグループのほうが、インフルエンザの発症が高まった**という研究報告があります。

殺菌作用のある洗口液やうがい薬は、頻繁に**使用しすぎると細菌のバランスが崩れます**。また、細菌が極端に減ることでカンジダなどの真菌やウイルスが繁殖しやすい環境になってしまうこともあります。

ただし、寝たきりなどで歯磨きができず、健全な口腔環境を保てない場合には適度な使用が有効な場合もあります。

PART 4

歯をなくさないために　押さえておくべき歯科治療の最前線

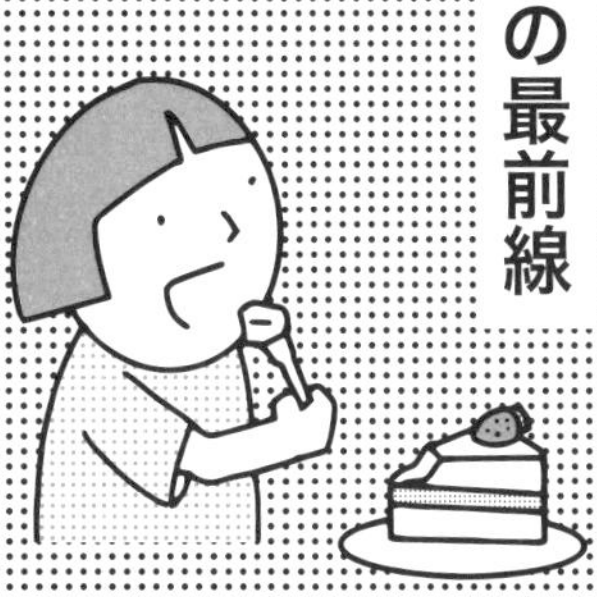

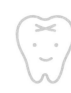

むし歯治療の繰り返しで歯がなくなっていく!?

むし歯治療の基本
歯科医はどんな治療をしているのか

むし歯の治療がどのように行なわれているかは、あまり知られていません。まずは基本的なむし歯の治療をご紹介します。

①健康な歯質とむし歯菌が侵入している歯質を判別して、**むし歯の部分のみを最小限に除去する。**この過程で出血してきた場合は、一般的には神経を取る治療に移行。保険適用外になるが、最新の歯髄温存療法（マイクロスコープを用いたMTAセメントによる治療）であれば、この状況でも神経を残せる。

②神経が残せた場合は、失われた部分を詰め物やかぶせ物などの人工物で補う。

①でもっとも重要なのは、むし歯菌の侵入の有無を確認する染め出し液を使用することです。むし歯に冒されている範囲は、肉眼ではわかりません。ドリルなどの器具を用いて、明らかなむし歯部分を除去し、染め出し液を繰り返し使用して、歯質が染色しなくなるまで、専用の器具で少しずつ

丁寧にむし歯部分のみを除去します。

この作業は、むし歯の再発予防や根尖病巣の予防につながる、むし歯治療でもっとも重要な部分です。

歯の寿命のために時間をかけるべき作業なのですが、1日に多くの患者さんを治療せざるを得ない保険診療制度では、この作業に時間を割くことが難しく、丁寧に行なわれていないケースもあります。

治療後にどれくらいの歯質が残っているかが重要

歯の治療では、むし歯を除去したあとに残る、歯質（エナメル質、象牙質、セメント質など歯を構成する成分）の量がその歯の一生を左右します。

歯の歯冠《しかん》（歯の上部。エナメル質で覆われている部分）の体積は、歯のなかで一番大きい大臼歯《だいきゅうし》でもわずか1㎤です。小さめの角砂糖より少し小さい程度で、小臼歯はその半分、前歯はさらに小さくなります。

最初のむし歯治療で削り取る歯質は、丁寧な治療であればむし歯の部分のみですみます。しかし、2回目以降の治療では、詰め物に新たなむし歯をプラスした部分が失われることになります。結果として、想像以上にたくさんの歯質を失ってしまうことになるのです。

だからこそ、むし歯の根本原因を除去して再治療を避けることが重要です。

同じ歯を4回治療すると20年後には歯を失う……

一度むし歯になって治療した歯は、またむし歯になりやすく、治療を行なうたびに弱くなります。治療内容にもよりますが、一般的な日本の保険治療だと、統計的にみてその耐久年数は5年程度といわれています。同じ歯を4回治療すると、20年後には歯を失ってしまうことになるのです。

40歳で最初の治療を受けたら60歳にはその歯を失うことになります。小学生の頃にむし歯ができた場合、30代から徐々に歯を失う危険性があることになります。

繰り返し述べていますが、歯の治療は削る部分をできるだけ小さくすること、再発をさせないこと、歯の神経をできるだけ残すことが大事です。

それなのに、日本ではMTAセメント（水分があっても歯と接着しやすく、石灰化を促し、抗菌性にも優れた新しい保存料／保険適用外）を用いた歯髄《しずい》温存治療や、最新の口腔内スキャナー（型取りするのではなく、口腔内をスキャンしてデータ化する）など、歯を守るための最新治療の多くが保険適用外となってしまいます。

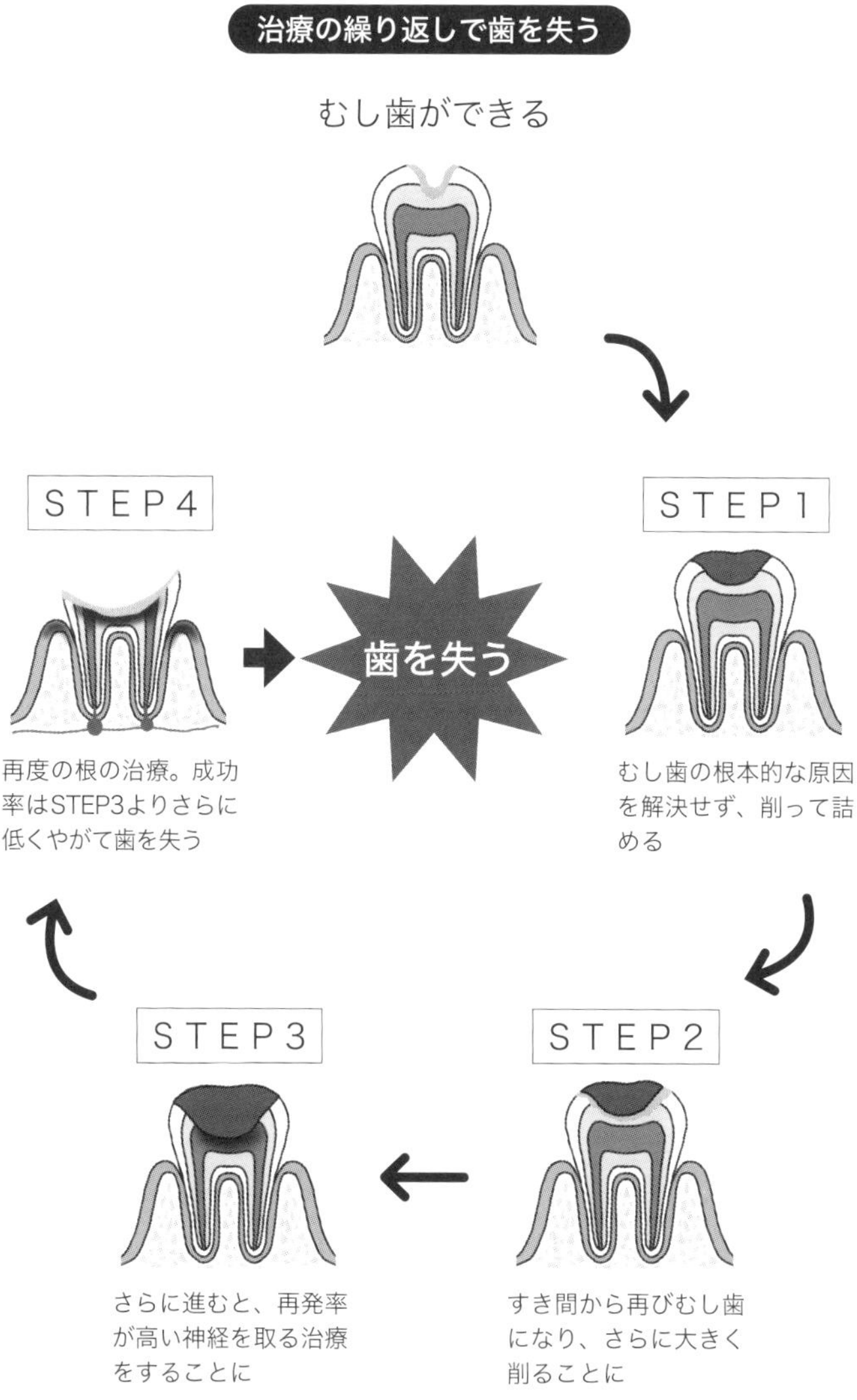
治療の繰り返しで歯を失う
むし歯ができる
STEP1
むし歯の根本的な原因を解決せず、削って詰める
STEP2
すき間から再びむし歯になり、さらに大きく削ることに
STEP3
さらに進むと、再発率が高い神経を取る治療をすることに
STEP4
再度の根の治療。成功率はSTEP3よりさらに低くやがて歯を失う
歯を失う

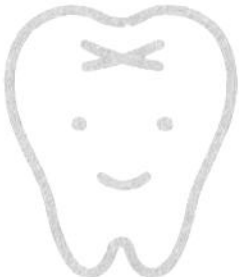

歯の根っこに写る影には要注意

歯の根元に生じる慢性的な炎症が全身に悪影響をもたらす

歯をレントゲン撮影したときに、歯の根元に黒い影が写る場合は「**根尖病巣**（歯の根の部分で細菌が繁殖）」が疑われます。

根尖病巣があると、歯の根の先にある血管を通じて、細菌や細菌の出す毒素や、免疫細胞が出す**炎症性サイトカイン**が持続的に全身に放出され続けて、慢性的な炎症をもたらします。そうなると、歯の問題だけでなく全身の健康に影響を与えます。

最新の研究報告で、このような口腔の慢性炎症があると、認知症、糖尿病、動脈硬化、骨髄炎、蓄膿症などのリスクが高まる危険性が指摘されているので、適切な処置が必要です。

神経を取った後の歯が慢性炎症の温床になる

よくあるのは、**歯の治療を繰り返して神経を取った歯の内部で、細菌が繁殖して慢性炎症が起きているケース**です。

神経を取った歯の内部は免疫が失われているので、治療を受けるまで細菌が増殖し続け、骨の内部の血管を通して全身に細菌や炎症性サイトカインが送られ続けます。

ただし、根の象牙質の構造はとても複雑で入り組んでいるので、適切な治療を行なったとしても、内部の細菌を完全に排除できないこともわかっています。

根尖病巣はCT検査でしか見つからない

最近はできるだけ神経を残す方向に

根尖病巣は急性化すると痛みや腫れを伴いますが、慢性の状態では無症状です。

残念ながら、初期の根尖病巣は一般的な歯のレントゲン写真では確認できず、歯科用のCT撮影でしか発見できません。

根尖病巣のリスクを避けるには、**なるべく神経を取らないこと**につきます。

最近は、最新の技術や治療法を用いることで、それまでは神経を取らなければならなかった深いむし歯も、神経を残す治療が可能になっています。

ただ、健康保険で利用できない材料（**MTAセメント**）を使う必要があるので、自費診療となってしまいます。

また、現在はまだごく限られた施設でしか受けられませんが、神経を取ってしまった歯の根の中に、専門の施設であらかじめ培養した歯髄細胞を移植して、神経を再生させる治療もスタートしています。

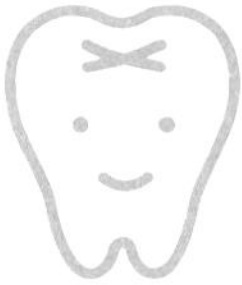

歯の治療が認知症のリスクになる

1970年代より前に治療した歯はアマルガムが使用されているかも

アマルガムはむし歯の治療に使われる銀色の詰め物のことです。安価で加工しやすいので1970年代までは使用されていたのですが、**水銀が含まれていることから安全性が危惧され、現在の日本ではごく一部を除いて使用されていません**。水銀は毒性が高く、認知症のリスクになることがわかったためです。

若い年代は心配ないのですが、もし1970年代より前に治療した歯が残っている場合は、除去してほかの素材に変えたほうが安心です。ただ、なんの処置もせず交換すると、治療の際に削ったアマルガムが飛散してそのまま体内に入って危険です。

異物が体内に入らないように保護する「**ラバーダム防湿**」という手法を行なっているかどうかを確認しましょう。

ラバーダムはアマルガムだけでなく、根の治療時にむし歯菌や歯周病菌などが侵入するのも防ぎます。根尖病巣の治療では、ラバーダムを装着していると治療成績が高まることが明らかになっています。

むし歯は大きく削らない

これからの歯科治療は顕微鏡を見ながら小さく削る

歯科での治療は、「歯をたくさん削る」という思い込みがある人が多いかもしれません。それは昔の話で、最近は、歯を長持ちさせるために、**可能な限り歯を削る量を少なくする、MI（ミニマルインターベンション／最小の侵襲）治療が主流**となってきています。MI治療では、歯科用の顕微鏡であるマイクロスコープと、専用に開発された直径0・5ミリほどの極細ドリルを用いて、歯を大きく拡大した画像を見ながら治療します。

これらを用いることで、**むし歯の部分だけをミクロのレベルで正確に削り取ることができる**ようになりました。

大きく削らないので治療で失われる歯が少なく、それだけ再治療や神経を取るリスクが軽減されます。

マイクロスコープは最大で20倍まで拡大することができます。裸眼では見えない病変も確認することができるので、精密な診断と治療には欠かすことができません。

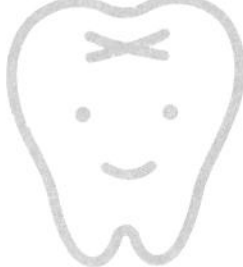

かぶせ物と詰め物の違い

詰め物・かぶせ物は種類がいろいろ
むし歯予防にはセラミックがおすすめ

歯科の治療は歯を削った部分に詰める「**インレー**（詰め物）」と、歯をすっぽり覆う「**クラウン**（かぶせ物）」があります。

インレーにするのか、クラウンにするのかは、むし歯の範囲や噛み合わせの状態によって決まります。

素材は選択肢が多く、患者さんの希望で決まります。金属、レジン（プラスチック）、セラミック（陶器）などがあり、それぞれ価格や特徴があります。

私はセラミックをすすめています。その理由は、見た目もありますが、**アレルギーなど安全性への配慮とむし歯の再発防止のため**です。

金属のかぶせ物や詰め物は歯とのすき間をセメントで埋めて装着しますが、セメントは徐々に劣化してすき間が生じるため、そこから細菌が侵入すると新たなむし歯が発生します。

セラミックは歯と化学的に接着させることができるので、接着の工程が適切に行なわれれば再発の心配はありません。

インプラント治療のメリットとデメリット

時前の歯に近い使用感があるが デメリットも知っておこう

インプラントとは、歯を失ったときにあごの骨に人工歯根《しこん》を埋め込み、人工歯をかぶせる治療です。義歯に比べて、しっかり噛めるうえ、噛んだときの違和感が少ない、残っている歯を削ったりしなくてよい、取り外して掃除する必要がないなど、これまでの義歯に比べて利点があります。

土台を埋め込むあごの骨の量が十分でない場合は、あごの骨の再生治療を併用すれば手術が可能です。ただし、血糖のコントロールができていなかったり、骨粗しょう症の治療を受けていたりする場合は、手術が受けられないことがあります。

全身状態がよくないと受けられない、治療期間が長い、保険適用外なので治療費が高額、自前の歯に比べると弱い、抜けたり壊れたりしたときに再手術が必要といったデメリットもあります。

むし歯の心配はないのですが、適切なメンテナンスを行なっていないと人工歯根の周囲の歯肉が炎症を起こす**インプラント周囲炎**になることがあります。

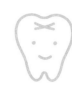

歯を抜くか抜かないかは慎重に判断を

再発リスクが高い根尖病巣 重度の歯周病の歯は抜く選択もある

近年の歯の治療では、歯をできるだけ残すという方針が主流でしたが、**歯を残すリスク**を考える時代になってきました。

基本的には、体が元気で、健康度合いも高く、いつでも歯科治療を受けられる状況にある場合は、可能な限り歯を残すことがメリットになります。

ただし、その場合はご自身で十分な口腔ケアを行なうことが必須で、それによって歯の健康を維持することができます。

きちんとケアできない歯は 全身状態を悪化させる要因となる

ところが、寝たきりになってしまうと、状況が一変します。第三者による口腔ケアには限界があり、ご自身でできていたレベルの口腔ケアが難しくなります。

また、加齢とともに免疫力も徐々に低下します。ケアが不十分になると歯の状態が徐々に悪化し、慢性炎症を起こしやすくなるというリスクがあります。

実際には、寝たきりで介護が必要な場合、全身の状態や通院回数の問題から治療を受けられないケースが多く、歯の慢性炎症が弱った全身状態をさらに悪化させる要因になっていることが少なくありません。

根の治療を受けて神経を取った歯は細菌が侵入したときに悪化しやすい

特に根の治療を受けて、神経を取った歯には特殊な事情があります。歯の根の内部は、象牙《ぞうげ》細管《さいかん》という微細な管の集合で構成されていて、その長さを合わせると大臼歯《だいきゅうし》では数キロメートルにも及びます。

この内部から完全に細菌を取り除くことは不可能です。取りきれなかった細菌は少しずつ増殖し続け、やがては骨内の血管を通して全身に送られ、悪影響をもたらすリスクが否定できません。

根尖病巣を治療して神経を取った歯は、免疫システムが機能していないため、内部に細菌が侵入したときに炎症が進みやすいのです。どのような治療が行なわれたかにもよりますが、保険治療では、神経を抜いた歯の4～6割に根尖病巣ができるという報告もあります。

そのため、神経を取った歯を残しておくことは、命に関わる時限爆弾を抱えることになりかねない、抜いてしまったほうがいいという意見もあります。歯を残すかどうかは、慎重に判断しましょう。

大人になっても矯正は間に合う

将来の健康長寿のためには
中高年こそ矯正したほうがいい

歯の矯正は若い頃にするイメージがありますが、中高年でも遅くはありません。むしろ、高齢になったときに口腔環境をよい状態に維持するためには、矯正したほうがいいといわれています。

歯並びや噛み合わせが悪いと噛む力が弱くなりますし、滑舌が悪くなります。食べる力やコミュニケーションが低下するので認知症のリスクにもつながります。

何より、歯並びや噛み合わせが悪い状態がずっと続いていると、あごや顔の筋肉に負担がかかり、だ液の分泌も低下してしまうため、オーラルフレイル（P162参照）に陥りやすくなります。**将来のQOL（クオリティ・オブ・ライフ／生活の質）のためにも、矯正をしたほうがいい**のです。

矯正と聞くとワイヤーを用いたものを思い浮かべるかもしれませんが、最近は必ずしもそうではありません。取り外しができたり、あまり目立たないマウスピースもあります。効果と見た目のメリットとデメリットを比較して決めましょう。

見た目以外の効果もあるホワイトニング

歯の色は年齢とともに変わる
ホワイトニングは必要？

ホワイトニングは過酸化水素などを用いて歯の黄ばみを分解し、自然な白さに導く施術です。治療ではないので保険適用外になります。歯科で行なうオフィスホワイトニングのほか、自宅で行なうホームホワイトニングがあります。オフィスホワイトニングは1回でも白くなりますが、ホームホワイトニングは2週間ほどかけて徐々に白くしていきます。

歯は加齢とともに色素が沈着して黄ばんでいきます。ホワイトニングは見た目をよくするための施術ですが、口元のコンプレックスから解放されて人生観が変わったという方もいらっしゃいます。

歯が白くなると見た目年齢が若返る、清潔感がアップして仕事上で有利になるという研究報告があり、女性だけでなく男性の需要も広がっています。

また、ホワイトニングをきっかけに歯の健康の大切さを知ってもらえたり、口の中をきれいに保とうとする気持ちが芽生えたりなど、いい効果もあります。

歯を失っても入れ歯があればＯＫ

失った歯をそのまま放置しないこと
入れ歯で噛む力を取り戻せる

自分の歯を長持ちさせることが大事ですが、やむなく抜くこともあります。

歯が抜けたままだと、うまく噛めないのでおいしく食べられなくなります。

また、残っている歯が傾いたり、飛び出したりすると、さらに噛み合わせが悪くなってしまいます。見た目にも影響するので、早めに対処しましょう。

インプラント（P177参照）や**ブリッジ**という選択もありますが、それらが難しい場合は、人工の歯（義歯・入れ歯）を入れる必要があります。

ブリッジとは、失った歯の本数が1〜2本のときに行なう治療法です。

失った歯の両隣の歯を削り、連結した義歯をかぶせる方法です。隣の歯をたくさん削ることになります。デメリットはありますが、取り外しの必要がなく、比較的短期間で治療が終わり、噛む感触が自分の歯に近いというメリットもあります。

インプラントもブリッジもできない場合は、**部分入れ歯**や**総入れ歯**になります。

入れ歯の種類

〔総入れ歯〕

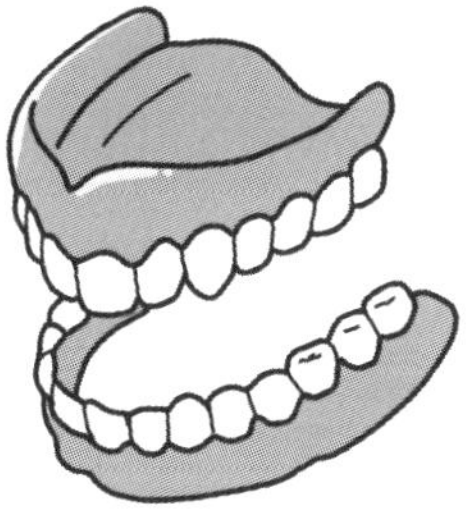

すべての歯を失ったときの総入れ歯。人工の歯と歯肉をプラスチックなどで作成する

〔部分入れ歯〕

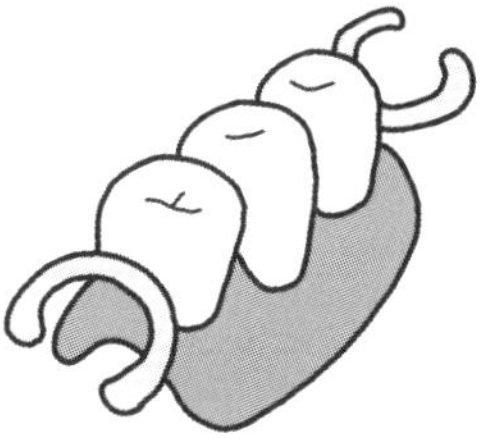

左右の残った歯にバネをひっかけて、失った歯の歯ぐきの上に義歯を乗せる

入れ歯は基本的にオーダーメイド
自分に合うように調整しよう

自分に合った入れ歯を入れると、噛めるようになりますし、滑舌がよくなります。口元にもハリが出て表情が若々しくなるなどいいことばかりです。

基本的には、まとまった3本以上の歯をなくしたときには部分入れ歯に、すべての歯をなくした場合は総入れ歯になります。

入れ歯のバリエーションは多く、保険適応となるものもあります。選択肢が多いので歯科医と相談しながら、自分に合ったものを選びましょう。

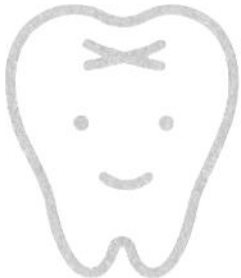

歯科医を選ぶための注意点

歯の治療は歯科医と二人三脚
長いつき合いになる

いい歯科医を選ぶ基準は一概にはいえませんが、治療実績が多く、アフターフォローがしっかりしているところが安心です。技術に自信があればそうした情報をホームページなどで積極的に開示しているでしょう。それ以外にもチェックするポイントがいくつかあるのでご紹介します。

受診した際は、すぐに削る治療に入ってしまうのでなく、むし歯や歯周病の原因や治療法について、**保険外治療も含め、メリットやデメリットなどをわかりやすく説明してくれて、いくつかの選択肢を挙げてくれる**かどうかが大事です。

レントゲン検査だけでは不十分なので、できれば**CT検査を備えている**歯科のほうが安心です。なぜなら、CT画像のほうが精度が高く、根尖病巣の発見に必須だからです。残念ながら、いまの日本では限られた症例でしかCT検査が保険適用になっていないのですが……。

ほかに、「このまま放置すると歯が溶ける」などむやみにおどさない、歯磨きのやり方

安心な歯科医を選ぶポイント

- □入室時の手指消毒、検温、ドアノブの消毒やドアや窓を開けての換気、待合室の人数など、感染症対策がなされている
- □初診時に十分な問診を行ない、レントゲン写真や口腔内写真などを撮影している
- □治療の開始から終了まで同じ歯科医師が治療を担当している
- □持病や投薬など全身状態を確認して治療を行なっている
- □痛む歯だけでなく、口全体をチェックしている
- □治療終了後も定期的なメンテナンスを行なっている（基本的には保険適応外）
- □口の中の状態や治療法、費用について時間をかけて説明してくれて、患者さんがそれを検討するための時間を与えてくれる
- □ブラッシング指導だけでなく、食事や栄養など生活習慣の指導も行なっている

や食生活の改善など、生活習慣のアドバイスがあるか、**コミュニケーションがうまくとれるかどうか**なども重要です。

　治療の説明を受けたときにわからないことがあればどんどん質問しましょう。その際、めんどうそうに対応したり、機嫌が悪くなったりするのは、いい歯科医とはいえません。丁寧に対応してくれる医師を探すことをおすすめします。

おわりに

医療の進歩はめざましく、医科の分野では最新の治療法や機器が保険制度に即座に導入されていますが、歯科の保険治療で提供可能な治療法や使用材料は、私が開業した当時、30年前とまったくといっていいほど変わっていません。

本書でも繰り返し述べてきましたが、日本の歯科治療は世界的にみるとかなり遅れています。

これは現在の日本の歯科の保険制度の基本が、平均寿命60歳前後で、ほとんどの国民の歯がむし歯でボロボロだった、昭和30年代の状況に合わせてつくられたことに由来するのではないかと、私は考えています。

幼心に覚えているのですが、私の祖父の歯科医院は常に混雑し、毎日朝から行列ができていました。

当時は、短時間で効率的にたくさんの患者さんの治療にあたり、痛みを取ることに主眼が置かれていたのです。

今よりざっと30年は寿命が短かった時代です。時は流れ、いまの日本は人生90年、もっといえば１００年という、超高齢化社会を迎えています。口腔環境と全身の健康、ひいては寿命との関係が明らかになってきたいま、１本の歯の価値は計り知れません。

歯を長持ちさせるためには、歯科用ＣＴによる診断やマイクロスコープなどの最新機器を用いた精密な治療が欠かせませんし、ひとりひとりの患者さんの治療に時間と手間がかかります。ところが、現行の保険治療はこうしたことが考慮されていないうえに、「病気を治す」ための治療に主眼が置かれ、予防の考えが欠如していると感じています。

最新の治療法や治療材料が、まったくといっていいほど保険治療に導入されないなか、多くの歯科医や歯科衛生士は皆さんの歯の健康を守るため、制度に縛られるなかで頑張っています。

本書ではそうした日本の歯科医療の現実と世界的な歯科治療の最新情報を、できるだけわかりやすく紹介しました。

1本1本の歯は、心臓や肝臓と同じように大切な臓器であり、全身の健康に影響を与えるだけでなく、寿命にも直結しています。現在、認知症研究の第一人者である、白澤卓二先生のお茶の水健康長寿クリニックをサポートさせていただいており、今後、歯科治療の重要性や意義がもっと認知され、医科歯科連携が進むことを期待しています。

本書を手にとっていただいたことを機会に、あなたの人生における歯の重要性を知っていただくとともに、将来、1本でも多くの歯を残すための一助となることを願っています。

サウラデンタルクリニック院長　堀　滋

た

な

は

INDEX

歯のメンテナンス大全

人生100年時代の正しいデンタルケア88のリスト

2020年10月19日　第1刷発行

著　者　堀滋

発行者　大山邦興

発行所　株式会社 飛鳥新社

〒101-0003 東京都千代田区一ツ橋2-4-3 光文恒産ビル
電話(営業)03-3263-7770　(編集)03-3263-7773
http://www.asukashinsha.co.jp/

装　丁	小口翔平＋奈良岡菜摘(tobufune)
イラスト・本文デザイン	大野文彰
イラスト	渡辺裕子
DTP	三協美術
編集協力	大政智子
印刷・製本	中央精版印刷株式会社
編集担当	池上直哉

ISBN978-4-86410-763-1